为老服务科普丛书

曾尔亢◎丛书主编

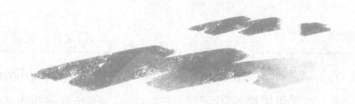

失能老年人
居家照护

SHINENG LAONIANREN JUJIA ZHAOHU

李善玲　刘浩◎编著

长江出版传媒　湖北科学技术出版社

图书在版编目（CIP）数据

失能老年人居家照护 / 李善玲，刘浩编著. — 武汉：
湖北科学技术出版社，2021.7（2022.5重印）
（为老服务科普丛书 / 曾尔兀 主编）
ISBN 978-7-5706-1170-6

Ⅰ.①失… Ⅱ.①李… ②刘… Ⅲ.①老年人 — 家庭
— 护理 Ⅳ. ①R473.59

中国版本图书馆CIP数据核字（2020）第250097号

责任编辑：刘芳　　　　　　　　　　　封面设计：曾雅明

出版发行：湖北科学技术出版社　　　　邮　　编：430070
地　　址：武汉市雄楚大街268号　　电　话：027-87679468
　　　　　（湖北出版文化城B座13-14层）

网　　址：http://www.hbstp.com.cn

印　　刷：永清县晔盛亚胶印有限公司　　邮　　编：065600

880×1230　　1/32　　6.25印张　　　　　　　170千字
2021年7月第1版　　　　　　　　　2022年5月第5次印刷
　　　　　　　　　　　　　　　　　　定　　价：36.00元

本书如有印装问题，可找本社市场部更换

为老服务科普丛书
编 委 会

主　　任：胡永继

副 主 任：尹本武　刘长斗　彭文洁　曾尔亢

主　　编：曾尔亢

执行主编：王旺松

副 主 编：田　莹　梁勋厂　孔习兰

编　　委：（排名不分先后）

马作峰　邓东锐　王庆元　王　桦　冯　兰

刘佩文　刘　浩　刘承云　全毅红　石人炳

李国光　邵　炜　李善玲　沈　霖　谷传华

张昌敏　张六通　郑晓边　周作新　徐学俊

管思明　熊枝繁

丛书序

　　老龄问题是关系到国计民生和国家长治久安的重大社会问题。截至2015年，我国60岁以上老年人口已达2.22亿，占全国总人口的16.1%。老龄化速度加快，高龄化问题突出，将对我国经济、社会发展带来深刻持久的影响。因此，应对人口老龄化已成为我国的一项长期战略任务。正如习近平同志指出的，"有效应对我国人口老龄化，事关国家发展全局，事关亿万百姓福祉。要立足当前，着眼长远……做到及时应对、科学应对、综合应对"。

　　湖北省早于全国进入老龄化社会。到2015年年底，全省60岁以上的老年人口达1 042.35万人，占总人口的17.81%，高于全国平均水平。我们的认识和态度是"笑迎"与"善对"。

　　健康、长寿、幸福是人类社会的共同追求。然而，进入老年之后，生理功能开始退化，免疫功能逐渐弱化，健康水平逐步下降，这些对老年人的生活质量、幸福指数，甚至饮食起居等方面，都会产生较大影响。人人都会老，家家有老人。针对老年人生理、心理、生存、生活中的一系列的特殊需求，从"健康老龄化"和"积极老龄化"的高度，以满足老年人健身、修身、养生为目的，由湖北省老龄工作委员会办公室出资（湖北省财政预算）、湖北省老年学学会组织专家学者，共同编撰出版"为老服务科普丛书"（以下简称丛书）。出版此丛书不但实属必要，而且十分有前景，它为老龄化社会提供正能量，为老年人健康、长寿输送了正能量，其意义深远而重大。

此丛书的编撰出版有以下特点。其一，丛书承载的内容极具广泛性。丛书初步安排有20册，其中涵盖老年人权益保障、生活保障的相关政策法规，老年健身、老年人保健，老年多发病防治、护理、康复，老年中医药养生宝典等。其二，丛书编著者的学识极具权威性。近50位知名专家、教授来自武汉大学及其附属医院、华中科技大学同济医学院及其附属医院、华中师范大学、湖北大学、湖北中医药大学等。其三，丛书的理论极具科学性。本丛书始终把科学性放在首位，绝大多数内容是无数专家学者长期实践经验的总结和科学成果的结晶，以数据说明问题，以实例解难答疑，处处都是精髓，是一套高质量的科普丛书。其四，丛书极具通俗性。全书深入浅出、通俗易懂，很接地气。其编撰过程始终强调我们的阅读对象多是老年人，甚至是文化程度不高的老年人。因此，编者坚持用最简单的文字说出最深刻的道理，并辅之以精美的图片和简洁的结构体例，将丛书提供给广大老年朋友，一定会让老年朋友感到可读、好读、读而受益；同时推而广之，为养老机构服务，为老年人家庭服务，为全社会 服务。

"莫道桑榆晚，为霞尚满天"，应当让老年人的晚年生活更加美好。

为此，我代表湖北省老年学学会，代表丛书编委会向为丛书贡献智慧、付出心血的专家学者表示最衷心的感谢！

胡永继
2017年春

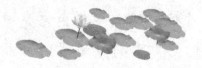

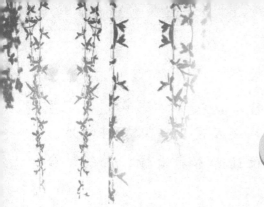

丛书前言

　　人口老龄化与为老服务，是当今全球共同关注的一个世界性问题。人口老龄化，是社会和经济发展的必然结果，也是人类社会面临最为严峻的挑战之一，已引起广泛的关注。随着我国人口老龄化加速，人口老龄化与高龄化、空巢化、失能化"四化"叠加，必将引发养老、医疗、保健、照料、服务、精神慰藉等一系列问题，势必对社会经济发展的影响不断增加。因此，老年人身心健康受到广泛的重视和研究，已成为国内外多学科研究的热点。湖北省老年学学会整合不同领域的研究团队，集群体智慧，出版一套为广大老年朋友服务的科普丛书，实属必要。丛书初步计划编写出版20分册，书名列入封底。

　　为了加强丛书的编撰工作，组成了以湖北省老年学学会胡永继会长为主任的编委会。通过精选书名及内容，选择优秀的科普作家和相关学科的知名学者担任编者。为保证丛书质量，所有分册都经编委会初审、终审决定取舍。深信这套丛书的出版，将对为老服务起到积极作用，发挥正能量。由于丛书为科普系列，因而要求深入浅出，具有科学性、可读性、趣味性，让每位读者都能看懂，并能结合实际予以应用。

曾尔亢

2016年8月于武汉

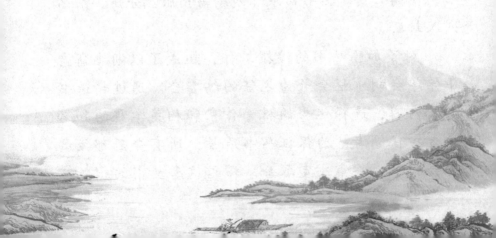

前　言

　　随着人口老龄化、高龄化进程的不断加速，老年人的养老及健康问题受到广泛关注。《"健康中国2030"规划纲要》中指出要推进医疗卫生服务延伸至社区和家庭，要求全面关注高龄、失能老年人等特殊人群的健康。

　　老年人因生理机能衰退和疾病影响，导致生活自理能力下降或丧失。特别是失能老年人慢性病患病率高，每位失能老年人平均存在10.7个健康问题，他们的健康亟待关注。目前，尽管养老模式多样化，居家养老仍是老年人选择的一种主要方式。失能老年人居家养老得到科学照料和护理，既是家庭的需求，也是社会的需求。

　　《失能老年人居家照护》内容涵盖了失能老年人的常见照护问题，对失能老年人居家生活环境、洗漱更衣、安全活动、常见症状、疾病及突发情况的处理、常用辅助用具使用方法、家庭常备设备测量方法、饮食及用药指导、康复方法及心理指导等均有涉及，语言通俗易懂，内容具体全面，既专业又实用，既能指导照护者，减轻照护人员的压力和负担，又能通过提高照护者的健康管理能力，增加老年人的舒适感，提高老年人的生活质量，减少医疗费用的开支，促进家庭和谐。

本书内容浅显易懂，为零基础的居家照护者提供了可靠的老年人照护参考读本，既可作为老年人居家照护的应急手册，也可作为养老机构、家政服务人员的参考书，还可作为热心老龄事业的社会各界人士的科普读本。

作　者

2020年6月

作者简介

李善玲，女，主任护师，硕士生导师，兼任同济医学院老年护理与社区护理教研室主任。从事临床护理及护理管理30多年，对老年护理有丰富的经验和深入的研究。

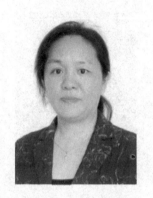

现任教育部硕士论文通讯评议专家、湖北省护理学会副秘书长、湖北省护理学会护理管理专业委员会副主委、武汉市健康与护理学会副理事长、武汉市老年护理专业委员会副主委、中国老年医学学会照护分会常委。

任《中华护理杂志》《护理学杂志》编委及《中华现代护理杂志》审稿专家，主编本科护理专业实用基础教程《实用老年护理学》，主持湖北省自然科学基金、湖北省卫生厅课题、华中科技大学自主创新基金等多项科研项目，发表论文30余篇，其中1篇论文曾在2014年获评中国核心期刊F5000领跑论文。

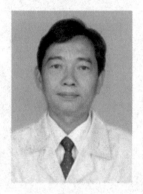

　　刘浩，男，主任医师，硕士生导师。长期从事临床、教学、科研工作，一直致力于中医老年病防治研究，在衰老机理的认识、老年病的特点辨证治疗、养生保健等方面有较深入的研究和丰富的经验。

　　现任中国老年学和老年医学学会抗衰老分会常委、湖北省老年学学会理事、湖北省老年学学会衰老与抗衰老专业委员会常委兼秘书、武汉老年医学会常务理事。

　　主持和参与多项国家自然科学基金、湖北省自然科学基金及武汉市科技攻关重点项目的研究，获专利授权两项，发表相关学术论文30余篇，编写著作10多部。

目 录

第一章　人口老龄化与老年人失能……………………1

一、人口老龄化………………………………………1

二、失能的定义与评定………………………………2

三、照护失能老年人的要求与技巧…………………3

第二章　生活照护……………………………………5

一、居住环境…………………………………………5

二、饮食照护…………………………………………8

三、衣着与床铺………………………………………12

四、清洁照护…………………………………………18

五、排泄照护…………………………………………26

六、睡眠照护…………………………………………29

七、活动照护…………………………………………31

八、用药管理…………………………………………41

九、体温、血压、血糖的测量方法…………………47

十、呼吸康复训练方法………………………………53

十一、语言功能康复训练方法………………………53

第三章　常见管道照护………………………………55

一、留置胃管的照护…………………………………55

二、留置尿管的照护…………………………………57

三、气管套管的照护……………………………59

四、膀胱造瘘口的照护……………………………62

五、人工肛门的照护………………………………64

六、留置输液管道的照护…………………………66

七、透析动静脉瘘的照护…………………………67

八、家庭用氧的照护………………………………68

第四章　安全照护……………………………………71

一、跌倒照护………………………………………71

二、坠床照护………………………………………77

三、管道滑脱照护…………………………………78

四、噎呛照护………………………………………79

五、痰液堵塞照护…………………………………82

六、呛咳照护………………………………………83

七、烫伤照护………………………………………88

八、过敏照护………………………………………90

九、食物中毒照护…………………………………91

十、防走失照护……………………………………95

十一、心脏骤停照护………………………………96

十二、紧急呼救照护………………………………98

第五章　心理照护…………………………………100

一、与失能老年人沟通的方式与技巧…………100

二、失能老年人自尊心的照护…………………101

三、老年人焦虑时的照护………………………102

四、老年人多疑时的照护………………………103

五、老年人抑郁时的照护……………………………104

六、老年人固执时的照护……………………………105

七、老年人失眠时的照护……………………………106

八、老年人孤独寂寞时的照护………………………107

九、老年人自卑时的照护……………………………108

十、老年人不配合进食或服药时的照护………………108

第六章　常见症状照护………………………………110

一、便秘照护…………………………………………110

二、腹泻照护…………………………………………112

三、失禁照护…………………………………………113

四、发热照护…………………………………………117

五、咳嗽、咳痰照护…………………………………118

六、皮肤照护…………………………………………120

七、压疮照护…………………………………………122

八、疼痛照护…………………………………………126

九、抽搐照护…………………………………………129

十、咯血照护…………………………………………130

十一、晕厥照护………………………………………131

第七章　常见疾病照护………………………………132

一、低血糖照护………………………………………132

二、心绞痛照护………………………………………133

三、哮喘照护…………………………………………134

四、卒中照护…………………………………………136

五、肺炎照护…………………………………………142

六、心力衰竭照护……………………………146

七、肠梗阻照护………………………………148

八、急性尿潴留照护…………………………151

九、尿路感染照护……………………………153

十、深静脉血栓形成照护……………………155

十一、股骨颈骨折照护………………………157

第八章　常用辅助用具………………………162

一、家用常备辅助用具………………………162

二、辅助用具的清洁和维护…………………180

第一章　人口老龄化与老年人失能

一、人口老龄化

1982年召开的老龄问题世界大会上提出了人口老龄化的标准：当一个国家或地区60岁以上老年人口超过人口总数的10%，或65岁以上老年人口占人口总数的7%以上，即意味着这个国家或地区的人口处于老龄化。

当前我国处于人口快速老龄化阶段，与此同时，我国人口老龄化还面临着结构性压力，高龄老年人口和失能老年人口数量持续增长，失能风险成为人口老龄化过程中面临的难题。患慢性病老年人持续增多，卒中、心脏病、糖尿病、肿瘤等疾病严重影响着老年人的生活质量。

我国人口老龄化超前于现代化，老年人面临诸多问题和困难。其中，高龄、失能和患病老年人的照料和护理（简称照护）问题，尤其是失能老年人的长期照护问题尤显突出。大量失能或半失能老年人由于行动受限、衰弱，或是因其他躯体和精神疾病而导致生活不能自理，且随着老年人年龄的增长，阿尔茨海默病（俗称老年痴呆）的发病危险也显著增长，这些都需要不同形式的长期照护。

二、失能的定义与评定

失能是指由于意外伤害或疾病导致身体或精神损伤，丧失生活或社交能力。有一部分老年人随着年龄增长、生理机能的自然衰退以及疾病，致使日常生活不能自理，必须依赖他人照护。我们将丧失生活自理能力的老年人称为失能老年人。失能老年人最基本的生理特征就是不能独立完成自我照顾。我国现有2亿多老年人，其中失能、半失能老年人占18.3%，已成为世界上失能老年人最多的国家。

日常生活活动能力是指人们为了维持生存及适应生存环境而每日必须反复进行的、最基本的、最具有共性的生活能力，包括进食、梳妆、洗澡、如厕、穿衣等。功能性移动包括翻身、从床上坐起、转移、行走、驱动轮椅、上下楼梯等。

中国老龄科学研究中心的"关于失能老年人的判定标准"中，选取"吃饭、上下床、洗澡、上厕所、穿衣、室内走动"六项指标，以"不费力""有些费力""做不到"三个等级评分。"不费力"对应完全自理，"有些费力"对应部分自理，"做不到"对应不能自理。对于不能自理的老年人，有1项或2项日常自理生活能力丧失为"轻度失能"；有3项或4项日常自理生活能力丧失为"中度失能"；有5项及以上日常生活自理能力丧失为"重度失能"。

三、照护失能老年人的要求与技巧

失能老年人的长期照护工作是十分细致烦琐的。作为照护者，要做好思想准备，调整好心态，不仅需要倾注爱心、真心，还需要具有吃苦耐劳、耐心细心的品质。

（1）掌握照护的知识和技巧。照护方法讲究科学性，学会科学的照护方法往往能事半功倍，比如科学处理大小便、预防压疮、擦洗换衣等，这就需要照护者阅读相关书籍，参加相关培训，将理论与实践相结合，摸索切实可行的照护方法。

（2）关注老年人的心理。注意尊重老年人，维护老年人的自尊心。老年人具有丰富的人生阅历，凡事有自己独到的认知和见解，其情绪和行为的自我控制性、支配性较强，对照护者在专业知识、精神和体力等方面有较高的要求。照护工作不仅仅是物质、生理、躯体上的满足和护理，还包括精神、心理、情绪上的关怀和抚慰，经常与老人交谈，哪怕是非语言的交流，尝试去了解老人的心理需要，关心、安慰老人；同时协助老人与周围的人们进行沟通，促进老人与其他人保持良好的人际关系，为其创造健康、融洽的生活氛围。

（3）尊重隐私。失能老年人的日常生活需要他人协助或完全依赖他人，其中包括清洗身体、更换纸尿裤、人工排便等十分隐私的护理，有些老人比较排斥自己的隐私部位长时间暴露在外，甚至会为了拒绝清洗身体而打骂照护者。此时，照护者应该尊重老人隐私，劝离外人，关好门窗再为老人护理。

（4）尊重生活习惯。了解老人的人生经历以及语言、用餐、睡眠等各种生活习惯，再依照老人的习惯来制订生活规划，这样往往比让老人按照照护者指定的方式进行要容易得多。当老人的行为或言语与照护者的期望有冲突时，不妨先认可他们的旧方式，尽量避免和他们发生冲突，不硬性强迫他们，之后灵活地诱导他们。

（5）仔细观察。失能老人的照护工作需要非常仔细，特别是照护言语表达有障碍的老人时，他们即使不适也不能及时、准确地表达，这时就需要照护者密切关注老人生理和心理上的细微变化，不放过隐藏的小问题，减少潜在的对老人不利的因素。

（6）加强沟通交流。失能老年人很大程度上只是在行动上受限，特别是中轻度失能老年人，他们的头脑和意识还很清醒，在照护过程中，要考虑老人的想法和感受，适时安慰、积极鼓励、谨言慎行，做到沟通有度，于细微处照顾和满足老人的心理需要。

（文 李善玲）

第二章　生活照护

一、居住环境

居住环境是影响老年人身心舒适的重要因素。居住环境安排得宜，保持整齐、舒适、安全及美观，有助于老年人发挥现存的功能。老年人进入高龄，视、听、触、嗅等感觉器官逐渐衰退，对环境、事件的反应力变弱，很多失能老年人还有认知功能减退现象，因此，居住环境尤其要注重安全性。

（一）怎样为老年人布置安全的居住环境？

老年人的居住环境应安全、温馨，简单、无障碍设置。

（1）室温。适宜的室内温度会让人感到舒适安宁，利于活动和休息。一旦室温太低，肢体活动度就会降低，容易发生活动障碍，如突然走动容易发生跌倒，所以老年人适宜的室温较青年人高，一般以22~24℃（湿度50%~60%）为宜，为方便照护者根据实际室温调节温度，最好买个温度计固定于房间墙面。

（2）采光。老年人视力不好，要选择朝阳面的房间居住以保证室内光线充足，灯具的光线强度也要适中，不能太刺眼或太昏暗。开关最好带有荧光或外环显示灯，方便老年人夜间寻找。夜间应留一盏夜灯，比如打开走廊或厕所的灯以方便老年人夜晚起床。

（3）合理布置。居住环境中的物品要合理布置，将桌椅、柜子等尽量靠墙放置，走道、楼梯不要堆放杂物，电线要收好或者固定在墙边，同时室内家具的摆放位置要固定，不要经常变动。床的高度以老年人坐在床沿时两脚足底全部着地为宜，床的两边最好有活动的护栏，如果没有护栏，在床两边并排放靠背椅也能起到防护作用。老年人的拐杖、助步器、轮椅等辅具放在床边以方便取用。太低、太软的椅子并不适合老年人，椅子腿高为50厘米最好，椅子一定要有扶手。家具的所有尖角最好包上海绵、防撞条。

（4）地面。地面要平整，平时保持干燥，不要铺瓷砖或大理石等表面过于光滑的地板，也要避免使用小块的地毯，地毯建议用有牢固防滑底和边缘固定的。楼梯的台阶面的材质要结实，踩上去稳当。台阶高度不宜大于15厘米，通常是12.5~13.5厘米。每个台阶的高度要一致。若家里有一级台阶，尤其要注意防止老年人摔倒，因为只有一级台阶，老年人不易辨别该处有高差，缺乏心理准备，跨出虚步就容易伤到腿脚。楼梯扶手要牢固且最好台阶两侧都安装扶手。台阶边缘有醒目标志，最好在台阶边缘贴上防滑贴条，避免滑倒。

（5）浴室和厕所。浴室和厕所是很湿滑的地方，也是老年人出现跌倒意外的多发区。浴室和厕所的地面应尽量保持干燥，地面铺防滑砖或吸水防滑功能好的垫子。淋浴时最好配备一个固定在墙边的淋浴椅，方便老年人坐在淋浴椅上淋浴，减少体力消耗。如果用浴缸则在浴缸底部放置防滑垫或防滑贴，浴缸高度应低于膝盖以便出入，浴缸旁边放一个防滑的座椅。家中应使用坐便器。坐便器、洗手台和浴缸旁应安装牢固的扶手。

（二）怎样对老年人的房间进行消毒？

老年人居住的房间应定时通风换气，多清洁打扫，物品归类放置，保持房间整洁。多用湿抹布擦家具，多拖地，这样可以消除空气中的灰尘，减少扬尘中病原体的传播。早晨开窗通风，一般30分钟即可，但通风时要注意不要让对流风直吹老人，以免着凉。阳光具有一定的杀菌作用，房间内的床褥、毛毯、衣服、书籍等物品最好不定时地放在阳光下暴晒至少6小时，尽量能摊开且定时翻面。

有条件的话可以在老年人房间内安装紫外线灯管。在照射期间，应避免老人直视灯管，避免皮肤暴露在紫外线灯光下，造成不必要的损伤，可在消毒前，用被子盖住老人的身体，太阳伞撑开并挡住老人头部。若老人可以下床，最好将其搀扶出房间，关好门窗，房间的东西能摊开的尽量摊开或挂起以便照射消毒。照射完后房间一定要通风换气30分钟才可以将老人搀扶到房间内。

房间墙面、地板、家具可以用1%~3%的滴露、来苏水、84消毒液等擦拭消毒，具体用量及用法参考商品的说明书。需要注意的是，如果用刺激性大或气味大、呛鼻的消毒溶液，在消毒前应将老人搀扶出房间，照护者在使用时也应戴好手套。为避免溶液溅眼睛，应做好必要的防护措施，一旦不小心溅入眼睛就要立即用清水冲洗干净。消毒完毕，打开门窗通风30分钟，才可以把老人搀扶到房间内。

二、饮食照护

饮食与营养是维持生命的基本需要，是维持、恢复、促进健康的基本手段。同时，饮食的摄入过程还可为老人带来精神上的满足和享受。照护者要学会掌握饮食技巧，为老人选择合适的食物及饮食餐具，使老人舒适愉快地进餐，提高其生活质量。

（一）怎样为老年人准备一日三餐？

饮食是生活之根本，那么"怎样让老年人吃好饭？"对于照护者来说，这是个必须解决好的问题，我们可以从以下3个方面入手。

1.饮食

（1）食物多样化。每日可搭配鱼、肉、瓜果、蔬菜、鸡蛋、牛奶等食用，利用食物达到营养互补的目的，使营养全面、均衡。但因老年人消化功能减退，故应少量多餐，每餐不宜过饱。

（2）合理搭配。蛋白质、脂肪、淀粉、维生素、水等每餐都应适量进食。蛋白质和脂肪以鱼、肉、禽、蛋含量居多，为动物性食物，脂肪含量低且易于消化，适合老年人食用。没有特殊疾病或情况的老年人可每日早晚喝1杯牛奶或奶制品（共500毫升）。淀粉以粮谷类食物含量最多。

维生素以蔬菜水果为主，应多吃。正常情况下，老年人每日饮水量（除去饮食中的水）一般以1500毫升为宜。

（3）粗细结合。老年人应每日适当进食一点粗粮或杂粮，如全麦面、玉米、小米、荞麦、燕麦、红薯等粗粮含有丰富的维生素、矿物质和膳食纤维，对因消化、咀嚼功能有不同程度减退、易发生便秘、患各种慢性疾病的老年人来说，选择食物时，应粗细搭配。

（4）软硬适合。老年人随着年龄的增长，牙齿渐渐脱落，过硬、难嚼、难咬的食物不适合老年人进食，可以把蔬菜切碎煮软、水果榨成果汁、瘦肉搅碎做成瘦肉粥给老年人食用。

2.三餐分配

按照"早好、中饱、晚少"的原则准备三餐。早餐为一天的热量打下基础，老年人早餐不但要吃饱而且质量要好，可以进食牛奶、豆浆、鸡蛋、面包、馒头等。午餐时主食、荤菜、素菜都应该有。晚饭后老年人应进行一些放松、休闲的娱乐活动，如果吃得太多会不舒服、失眠、多梦，同时大量血脂沉积血管壁易造成动脉粥样硬化，因此，老年人晚餐宜少，以清淡为佳，少荤多素，主食可以是米粥、馒头等。每日三餐，每餐间隔5~6小时，为避免低血糖，两餐间可进食些水果、糕点。

3.注意事项

有吞咽困难或进食易呛咳的老年人少吃黏性强的食物，如汤圆、糍粑等，也不宜干食粉状食物。

老年人饮食宜清淡、少盐，多选择用油少的烹饪方法如蒸、煮、炖、焯，少吃油炸食物，少用酱油等调味品，多选择易消化的食物。

尊重老年人长期形成的饮食习惯，在保证营养充足的前提下尽量选择老年人喜爱的食物，但如果说因为疾病的原因需要禁食或少食某种食物，则要耐心地劝告，帮助老年人控制饮食。

（二）怎样选择合适的辅助餐具？

进食应根据老年人的需求、习惯和老年人身体的具体情况来选择合适的餐具。

（1）对于上肢存在麻痹、挛缩、变形、肌力低下、震颤等障碍的老年人，可喂老人进食或协助老人进食，协助老人进食的目的是训练老人的手功能。可购买特制勺子或将普通的勺子用布条缠上，使手柄便于握持；或可用弹性绳子将两根筷子连在一起防脱落，让老人自行用勺子或筷子进食。用筷子的精细动作对大脑是一种良性刺激，因此应尽量维持老人的这种能力。勺子、筷子或碗最好是不易摔碎且轻便的。喝汤或水，可使用吸管。要尽量根据老人手部的尺寸、抓握的形态、抓握的能力来选择辅助餐具的部分和整体造型。

（2）对于有视力障碍的老年人，其对色彩的判断不可避免地会产生误差，因此，辅助餐具在色彩的选择上最好遵循协调统一、清新淡雅的原则，这样可以避免老人的视觉系统受到强烈的刺激而不舒服。辅助餐具的形态应尽量避免边缘过于尖锐，以防划伤或刮伤老人，更多地选择一些圆润的、无尖角的形态。

（3）对于有吞咽功能障碍和张口困难的老年人，应尽量选择勺子，勺子要大小合适，保证一口一勺，不能过大。为老人准备进餐的餐巾，以免弄脏衣服。

（4）对于不方便下床的老年人，可准备床上桌。

（三）怎样协助老年人进食？

（1）对于能自行进食的老年人，注意餐桌上碗筷饭菜的摆放，按照钟表顺时针方向，把饭碗放在3点钟方向，筷子放在6点钟方向，汤碗放在9点钟方向，菜碗放在12点钟方向，以方便拿取为原则。

（2）对于需协助进食的老年人，首先扶老人坐在有靠背和扶手的椅子上，保持安稳的姿势，吃饭桌子的高度以舒适、不疲劳为宜。椅子要保证老人坐下后足底能踏在地面上。

（3）对于床上用餐的老年人，可扶老人在床上坐起，背部垫靠枕等保持身体坐位平衡及舒适，食物放在床上桌上。喂饭时主动介绍饭菜的内容，让老人看清每一口饭菜后再送到老人嘴边，送第二口饭菜之前要确认第一口饭菜已经咽下，喂饭过程不要催促，让老人细嚼慢咽。对于反应迟钝的老人还要帮助他闭合嘴巴，轻抬他的下巴让头稍上抬，利于吞咽。

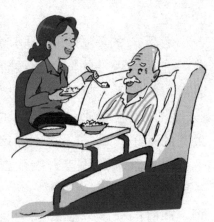

对于吞咽有困难的老人，在吃饭前先适量喂水，喂饭时少量、小口地喂。

三、衣着与床铺

老年人体力衰退，机体抵抗能力变弱，体温调节功能降低，皮肤汗腺萎缩，冬怕冷，夏惧热。因此，老年人衣着的选择应以暖、轻、软、宽大、简单为原则。穿衣时要特别注意身体重要部位的保温，上半身要注意背部和上臂的保暖，下半身要注意腹部、腰部和大腿的保暖，老年人的贴身衣服材质最好为棉布或棉织品。

因病卧床和长期卧床的老年人，其一切生活所需均可能在床上进行，如吃饭、洗漱、大小便等。定时清理床铺，保持床单干净、干燥、平整、无渣，既可以使老人感到舒适，又能预防因长期卧床而可能发生的压疮。

（一）怎样为老年人选择合适的衣物？

老年人的衣物要根据其活动范围和经济条件适当挑选，注重实用性的同时也要注意到老年人同样也有对美的追求，为老年人挑选衣物可以从以下几个方面考虑。

（1）安全舒适。老年人的平衡感较差，不要穿太长或太宽的裙子、裤子，避免穿磨损严重、老旧、不防滑的鞋子，以免跌倒。购买合脚的鞋子，鞋底要粗糙、防滑，鞋子里不要垫太厚的鞋垫，以免影响脚底的感觉，压迫脚面。裤管的长度以到脚踝为宜。上衣大小可略宽松，切忌过紧，更不要压迫胸部。

（2）轻便保暖。老年人保温能力差，尤其是冬天怕冷，所以在寒冷季节要特别注意衣着的保暖功能，忌穿过于厚重、影响活动的衣物。冬季宜戴毛线帽，以防体温从头部向外扩散；宜戴棉麻、羊绒等质地柔软的围巾。老年人四肢血液循环差，应注意双手双脚的保暖，所以厚实的手套、棉裤、鞋子必不可少。

（3）穿脱方便。老年人动作较迟缓，衣服容易穿脱是非常重要的，因此要选择便于穿脱的款式，比如上衣是拉链或纽扣的开衫，拉链应留有拉环，纽扣不要太小。就质地而言，有些衣料比如毛织品、化纤制品，作为外套是合适的，但是它们对皮肤有刺激性，用来贴身穿就有可能引起皮肤瘙痒、不适，所以老年人的内衣质地以透气性好、吸湿性高的棉织品为宜。

（4）美观大方。老年人也有对美的追求，要关心老年人服装的社会性，在尊重老年人穿衣习惯的基础上，尽量选择色彩柔和、不褪色的衣服。条件允许的话鼓励老年人适当考虑流行时尚的元素，比如选择有朝气的色调、大方别致的款式以及搭配适当的装饰物。

（5）长期卧床的老年人宜选择略宽松、柔软、纯棉的针织衫，裤腰宜有松紧带或需系带子。

（二）怎样为老年人选择合适的床单被套？

1.床单被套的颜色选择

（1）老年人患有高血压病或心脏病时，宜选用淡蓝色的床单被套，以利于血压下降、脉搏恢复正常。紫色有安神作用，但同时对运动神经和心脏系统有压抑作用，慎用紫色床单被套。

（2）老年人患有抑郁症和狂躁症时，宜选用嫩绿色床单被套，以便使精神放松，舒缓紧张情绪。金黄色易造成情绪不稳定，所以不宜用金黄色床单被套。

（3）老年人失眠、神经衰弱时，宜选用浅橘黄色床单被套，以激发人的朝气，令人思维变得敏锐和活跃，同时诱发食欲，使人精神振奋，心情愉快，其对失眠也有很好的疗效。红色可刺激神经系统，增加肾上腺素分泌，增强血液循环，让人产生焦虑情绪，不宜选择红色床单被套。

（4）老年人术后伤口恢复期时，宜选用靛蓝色床单被套，因为靛蓝色会影响视觉、听觉和嗅觉，可减轻身体对疼痛的敏感度。

2.床单被套的材质选择

棉质最常用、最合适。棉质布料轻薄，透气性好，手感好，不掉色，柔软暖和，吸湿性强，耐洗，带静电少，使用舒适。

（三）怎样为卧床老年人更换衣物？

卧床老年人若不能配合，需照护者用合适的方法帮助其更衣。

1.穿脱开衫上衣

（1）穿衣。先帮助其翻身面向照护者侧卧，这时远侧肩膀在上方，把干净上衣相应的袖子卷起来穿入上方手臂，再把衣服的领口、后背穿好，之后把剩余的衣服塞进身体下方，尽量往里塞一些。然后协助其平躺，从身下把塞着的衣服拉出来，把近侧手肘弯曲套进衣袖里。最后系好衣扣，整理衣服背部和下摆。

（2）脱衣。先解开上衣开衫，寒冷季节注意穿脱衣物要在被子里进行。从近侧肩膀开始将上衣脱下，把已经脱下的近侧上衣部分塞进身下，尽量向里塞一些。然后帮助其翻身，面向照护者侧卧，这时远侧肩膀在上，就顺势脱下远侧上衣。最后撤出换下的衣服，帮助取舒适卧位。

2.穿脱套头衫

（1）穿衣。先帮助其躺平，按照从近侧到远侧的顺序把衣袖分别套到手臂上，再把衣领套进头部，然后把套头衫顺势从胸口拉下来，再整理好衣服背部和下摆。

（2）脱衣。先帮助其躺平，把套头衫从下摆挽起直到胸部。然后拉住近侧的袖子和腋下的部分，把近侧手臂从袖子中抽出来，顺势将衣领从头部穿出，最后顺着远侧手臂将衣服脱下来。

3.穿脱裤子

（1）穿裤。先帮助其躺平同时弯曲膝盖，把远侧裤管卷起来套进远侧的腿，近侧也如此。右手放到其腰下，稍用力托起其腰部，再用左手将裤子上拉到腰部。然后拿出腰下的右手，使其躺平，系好裤腰带，整理平整。

（2）脱裤。先帮助其躺平同时弯曲膝盖，之后解开裤腰带，右手放到其腰下，稍用力托起其腰部，再用左手把裤子下拉到膝盖处，然后拿出腰下的右手，使其躺平，一只手抬起其近侧脚踝，另一只手把裤管脱下，远侧裤腿也用同样方法脱下来。

4.注意事项

若为偏瘫老年人，根据"脱健穿患"（从健侧着手脱衣，从患侧着手穿衣）的原则来给老年人穿脱衣服。

若卧床老年人神志清醒，鼓励老年人主动配合并自行扣纽扣。

若为长期卧床老年人，每次更换衣服后注意为其将衣服和床单拉平整，盖好被子。如老人出汗多打湿衣裤，应及时更换，避免局部受压或受潮引起褥疮。

（四）怎样为卧床老年人更换床单被套？

1.为卧床老年人更换床单

若老人神志清楚，告知要为其换床单，鼓励其在换床单时尽量配合。首先在床的对侧放靠背椅作床栏，松开盖被，帮助翻身背向照护者，侧身躺到对侧半边床上，同时枕头也移至对侧端，盖好盖被。叮嘱其尽量保持这个姿势，可以抓住床栏。然后把床单从床垫下拉出，床单脏面向内卷，卷到床的中间位置，塞到其身下，再用床刷或干净毛巾清理暴露的床褥。扫干净后，将干净床单铺在清理过的床褥上，对好床头床尾，铺平整，没铺开的半边干净床单向内卷好塞到卷好的脏床单下面，这样一边的床单就换好了。在同侧放靠背椅作床栏，再去床的另一侧，移开床栏，以同样的方法帮助老人翻向铺好床单的一边侧躺，再拉出身下塞住的脏床单，然后用床刷或干净毛巾清理床褥，拉出同样塞在身下的半边干净床单，展开铺平整。最后帮助老人采取舒适的卧位躺到床中间。

2.为卧床老年人更换被套

若老年人神志清楚，告知要为其换被套，鼓励其在换被套时尽量配合。寒冷天气要关好门窗，先把干净被套平铺在被子上，尽量被套中线对齐床中线，把干净被套下摆的开口打开，被套下层不动，被套上层尽可能地打开。之后解开被套，拉出棉胎，鼓励老人抓住被套床头的两角，以方便将棉胎拉出。之后把棉胎放到干净被套开口处，棉胎底边要和被套开口边缘对齐，给棉胎套上被套，注意被套边角要充实，之后拉出脏被套，最后整理好被子。

3.注意事项

（1）长期卧床老年人的床单、被套应定时更换，1~2周至少更换1次。

（2）如遇老年人出汗多或大小便弄脏裤、被套，应及时更换。

（3）更换床单、被套时注意保暖，更换前关闭门窗，更换后及时通风。

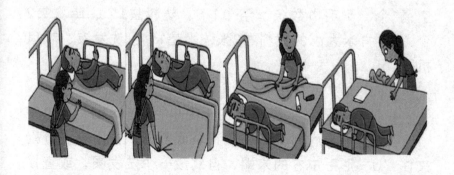

四、清洁照护

清洁卫生是让老年人舒适、安全及健康生活的重要保证。卫生状况不佳会对老年人的生理和心理产生负面影响，甚至诱发各种疾病。因此，为使老年人身心处于最佳状态，照护者应及时评估卫生状况，并根据自理能力、卫生需求及个人习惯进行卫生照护，确保老年人清洁和舒适，从而促进血液循环，预防感染和并发症的发生。

老年人的清洁卫生内容包括口腔卫生、头发卫生、皮肤卫生、会阴卫生等。照护时应尽可能保护老年人隐私，尊重老年人，使老年人身心舒适。

（一）怎样为老年人做清洁照护？

1.洗头发

长期卧床老年人应定时洗头发，每周1~2次，如有出汗较多、头皮瘙痒等情况应随时洗头发。

做好洗头发的物品准备：温水（38~40℃）1~2壶、空桶1个、干毛巾数条、浴巾1条、塑料袋1个、晾衣夹2个、1平方米大小的塑料布2张、坐垫1个、洗发液、吹风机等。

1）床上洗头发方式

在塑料袋里放入卷成卷的干毛巾，弯成"U"形（使"U"形毛巾卷底部正好在塑料袋底部），并用夹子分别夹住"U"形毛巾卷的末端，自制成一个洗发圈，或直接使用卧床专用洗头槽。然后在身下铺上塑料布，再在塑料布上铺上浴巾。协助老人仰卧躺平，移开枕头，头和床头错开，让头顶到耳垂的部分斜出床边，盖好被子，注意保暖。再在其肩膀上围上干毛巾，将坐垫拍松散夹在膝下，自制洗发圈垫在颈后（"U"形毛巾卷底部置于颈后，开口处在头顶），取另一张塑料布在头颈下铺开，下端垂放在头颈下的空桶中。可自制简易淋蓬头，在饮料瓶的底端开几个小孔，装满温水湿润及清洗头发，也可用勺子或水壶直接将温水淋到头发上，按照日常洗头发方式，由发际到脑后反复揉搓，揉搓力度要适中，用指腹轻轻地按摩头皮和头发，然后冲净洗发液，擦干头发，移除洗发用具，用吹风机吹干头发，擦干脸部后涂抹一些护肤霜。

2）洗头发时注意事项

（1）室温保持在22~24℃，水温保持在38~40℃。

（2）饭前饭后1小时内最好不要洗头发，以免引起不适。

（3）移动位置时要注意不要让头过于垂下。

（4）洗头发时要注意随时询问老人的感受，观察有无表情痛苦、面部潮红、额头冒汗等情况。若发现老人有不适，应随时调整或停止。

2.洗脸

长期卧床老年人每日早晚都应该洗脸。

做好洗脸的物品准备：温开水、面盆、浴巾2条、柔软毛巾1条、洗面奶、护肤霜等。

1）洗脸前准备

帮助老人把身体移向床边，尽量靠近照护者，同时要确保其姿势舒适。在头颈下垫上浴巾，把另外一条浴巾盖在胸前，身体的其他部位还是也要盖好被子，注意保暖。把面盆放在床旁的桌上，水温适合。

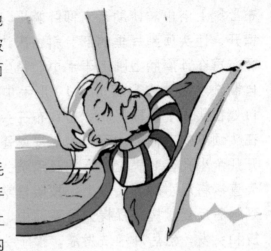

2）洗脸方法

把浸透温水的毛巾折成手套状包在手上，先擦洗眼部：让老人闭上双眼，由内眼角擦到外眼角，上眼皮和下眼睑都要擦到，然后把毛巾翻个面折成手套状再擦一次。之后把洗面奶挤到手心揉搓出泡沫后均匀涂抹在老人脸上和脖子上，一只手扶其头，另一只手轻轻揉搓额部、鼻翼、脸颊、耳后直到下巴、脖子，再用温水擦洗，然后清洗、拧干毛巾，再擦洗一遍脸和脖子，擦洗完后涂抹护肤霜，最后撤下浴巾、面盆，帮助老人取舒适卧位。

3）洗脸时注意事项

（1）室温保持在22~24℃，水温保持在38~40℃。

（2）洗脸过程中注意观察老人皮肤情况，随时与老人沟通，如有不适或出现意外，要立即停止擦洗并及时处理。

（3）眼角、口角、皮肤褶皱处也要擦洗干净。

（4）擦洗动作要轻柔、利索。

3.刷牙

健康的牙齿有助于咀嚼和消化，也能帮助老年人保持良好的营养状况。因此长期卧床老年人每日早上、餐后、睡前都要清洁口腔。

做好刷牙的物品准备：牙膏、软毛小头牙刷、漱口杯、痰盂、吸管、温水、干毛巾1条。

1）床上刷牙方式

对清醒并能床上活动的老年人，照护者协助其漱口刷牙，根据老年人的身体条件可以选择坐或躺两种姿势，如坐在轮椅或床上，照护者站在其身后像自己刷牙一样帮助老人刷牙。若躺着，先帮助其拿开枕头，躺平，脸侧向照护者，头稍后仰，把干毛巾铺在颈下，口角处斜向折叠成双层，起到隔湿的作用。有假牙的取下假牙，用冷开水冲洗干净，暂不用时泡在清水里。将装有温水的杯子里插上吸管，送到其嘴边，让其用吸管吸温水漱口，吐在痰盂中，反复漱口几次。然后和日常刷牙方式一样，依次刷洗牙齿、口腔的各个面。对于牙齿污垢多的部位可反复刷洗，注意刷牙动作要轻，不要伤到牙龈组织。

不能自主活动的老年人由照护者全程帮助，神志不清、完全不能配合的老年人，不适合用牙刷，可用脱脂棉或湿纱布蘸淡盐水或漱口水对口腔进行清洁，擦拭每颗牙齿的颊侧、舌侧和咬合面，口腔黏膜也要擦拭。

洗漱完毕后，撤下毛巾，帮助老人枕好枕头，躺到床中间，取舒适卧位。

2）刷牙时注意事项

（1）老年人不配合使用牙刷时，照护者可以在食指上缠脱脂棉或纱布代替牙刷。

（2）遇到老人紧闭牙齿或咬住牙刷时，可轻揉其口腔周围，以放松其口腔周围肌肉，促使其张嘴。

（3）偏瘫老年人因无法感觉到瘫痪一侧口腔的食物残留，因此，要特别注意把患侧口腔清理干净。

（4）经常检查口腔有无出血、溃疡，若有出血、溃疡应及时处理，可选择易可贴、溃疡膏等。唇部干裂可涂润唇膏。

3）假牙的清洁和维护

许多老年人戴有假牙，假牙要保养，否则食物残渣会滋生细菌，易引起口腔炎、牙龈炎等。每次吃完食物后，应取下假牙，冲洗干净。不要过度摩擦假牙与黏膜的接触面，以免损耗。卸下假牙时从下牙开始，装入时从上牙开始。假牙的内外两面用牙膏或假牙清洁剂刷洗后用冷水冲洗干净，漱口后再戴上。刷洗时不能用热水。晚上睡觉前最好卸下假牙，将卸下的假牙浸泡在冷水中，禁止用洗涤剂类的清洁剂浸泡假牙。

4.洗浴

老年人应经常洗浴，冬天1~2周至少1次，夏天最好每日1次。如有大汗淋漓、大小便失禁污染等情况应随时擦洗。神志清楚能自主活动的老年人应尽量移至卫生间盆浴或淋浴，照护者进行协助。

对完全不能移动的老年人，在床上进行擦浴。准备好物品：干净衣服1套、毛毯1条、浴巾1条、毛巾3条、香皂或沐浴露、50~52℃的温水、盆、水桶。

1）床上擦浴前的准备

关好门窗，松开盖被，帮助老人把身子移向床边，尽量靠近照护者，在身下垫上浴巾。对神志清醒者，鼓励其在洗澡的过程中尽量配合翻身。

2）床上擦浴方法

为老人脱掉上衣，用毛毯盖好，先用温湿毛巾擦洗，后用涂有香皂或沐浴露的湿毛巾擦洗，再用冲洗干净的湿毛巾反复擦洗，干净后擦干皮肤，擦洗的顺序是先擦洗手臂，由手指尖向胳膊方向擦洗，再擦洗胸、腹部，乳房用画圈的方法擦洗，腹部以肚脐为中心顺时针方向擦洗；之后，帮助其背向照护者侧身躺，把浴巾垫在背部正下方，把毛毯盖在肩背和腿上，以同样的方法依次擦洗后颈、背部、臀部。上半身擦洗干净后，帮其换上干净上衣，用被子盖好胸腹部。上半身擦洗完后，换水、换毛巾再帮助擦洗下半身，同上半身擦洗的方式一样，注意保暖，擦洗顺序是从内外脚踝到膝盖处再到大腿内外侧，洗净后擦干，再换盆温水，换干净毛巾为其清洁会阴部和肛门，下半身擦洗完后，换上干净裤子。擦洗完毕后撤去浴巾、毛毯、脏裤子，盖好被子，询问感受，开窗通风。

3）床上擦浴注意事项

（1）每擦洗一个部位都要在其下垫上浴巾，并用毛毯盖好擦洗部位周围暴露的部位。

（2）根据季节可扑爽身粉或做背部按摩，天冷时可以在被子里擦洗，擦洗时注意观察其皮肤有无异常。若皮肤有发红，发红部位及其周围只能用清水清洗，不能用香皂或沐浴露，清洗后轻轻蘸干；如皮肤有破溃，以同样的方法清洗后保持皮肤干燥。皮肤、破溃皮肤的处理及用药应在专业医务人员的指导下进行。

（3）擦洗时动作要轻柔、利索，尽量少搬动，注意皮肤褶皱处也要擦洗干净。

（4）擦洗过程中注意观察其神情变化，若有不适应立即停止。

5.清洗会阴、肛门

长期卧床老年人每日应清洗会阴、肛门，大小便后应及时清洁。

做好清洗的准备物品：50~52℃的温水1盆、大小毛巾各1条、塑料布1块、毛毯1条、浴巾1条。

1）清洁前准备

关好门窗，松开盖被，帮助老人把身子移向床边，尽量靠近照护者，在臀部下方垫上塑料布。对神志清醒者，告诉其要为其清洗会阴部，请其在清洗的过程中配合，有什么不舒服的要及时说。

2）擦洗会阴、肛门流程

（1）男性老年人会阴、肛门的擦洗。帮助其躺平，将远侧裤腿盖在近侧腿上，把盖被盖在会阴以上的部位，腿盖上毛毯，把浴巾铺在臀部下方，用大的湿毛巾从尿道口向外环线擦洗干净，再用浴巾擦干；之后擦洗两侧大腿上部，换一条专用的小毛巾擦洗肛门处。擦洗干净后拿掉浴巾、塑料布，帮助其穿好裤子，盖好被子，开窗通风。

2）女性老年人会阴、肛门的擦洗。帮助其躺平，双腿分开，膝盖弯曲，脱对侧裤腿盖在近侧腿上，把盖被盖在会阴以上的部位，腿盖上毛毯，用大的湿毛巾，由上到下（自会阴向肛门方向）、自外向内，擦洗干净两侧大腿上部、会阴、肛门；之后换专用小毛巾擦洗尿道口和阴道口，最后用浴巾将会阴、肛门和周围皮肤彻底擦干，擦洗完毕后撤去浴巾、塑料布，帮助其穿好裤子，盖好被子，开窗通风。

3）注意事项

（1）尊重老人隐私，减少暴露；注意保暖，防止受凉。

（2）注意擦净皮肤褶皱处滞留的分泌物和水渍。

（3）擦洗用的毛巾应经常煮沸或暴晒消毒。

（4）若会阴、肛门处发现湿疹，应在清洗擦干后涂抹油膏（如紫草油等）或扑爽身粉。长期卧床老年人每次清洗后可涂抹护肤品或扑爽身粉以保持局部干燥。

6.洗（泡）脚

俗话说"热水泡脚，胜吃补药"，老年人应每日洗脚或泡脚。

1）洗（泡）脚盆的选择

老年人洗（泡）脚最好选用较深、底部面积较大的盆，这样能让双脚舒服地平放进去，水可以一直浸泡到小腿。建议使用木质盆或塑料盆，不建议用金属盆。另外若用中药泡脚，中药混合了金属可能会产生反应，形成有害物质，所以需谨慎。

2）洗（泡）脚时间

洗（泡）脚时间最好在15分钟左右，时间过长有可能让老年人因脑供血不足而昏厥；水温在40℃左右，不宜过热。饭后半小时内不要泡脚，否则会造成消化不良，泡脚后趁着双脚发热的时候揉搓脚底，及时穿好袜子保暖，等全身热度缓缓降低后再入睡效果最好。

3）中药泡脚

泡脚时，如果能在热水中加点中药，对某些患有慢性病的老年人能起到强身保健作用，但必须在医生的指导下进行。中药泡脚只能起辅助治疗的作用，老年人及照护者不要把它当作治病的方法，以免耽误病情。足部皮肤有破损时（皮肤干皴破裂的情况除外）不要进行中药泡脚，有慢性病、心脏病的老年人在泡脚时要注意身体的变化，有任何不适立即停止泡脚。

4）洗（泡）脚方法

（1）对于可以自主活动的老年人，可坐在椅子上洗（泡）脚。扶老人在椅子上坐好，椅子一定要有扶手，最佳高度是坐好后足底刚好平踩地面。盆下最好铺上一层防滑垫，洗（泡）脚过程中可以在盆内按摩老人双脚的穴位。洗（泡）完后，轻缓地擦净，揉揉脚底，及时穿好袜子 保暖。

（2）对于不能坐起的老年人，可在床上进行洗（泡）脚。用被子盖住上身，暴露两腿，双腿弯曲到舒适角度，双脚打开，在脚下平铺一张1平方米的塑料布，上面再放置泡脚盆。将双脚放入盆中，调整盆的位置到刚好平踩盆底，即可开始洗（泡）脚。不能配合的老人不宜双脚同时放入盆中，只能左右脚分别洗（泡）。

五、排泄照护

排泄是机体将新陈代谢所产生的终产物排出体外的生理过程，是人体的基本生理需要之一，也是维持生命的必要条件之一。许多因素可以直接或间接地影响人体的排泄活动和形态，而每个个体的排泄形态及影响因素也不尽相同。老年人，尤其是长期卧床老年人，普遍存在大小便排泄的生理问题，这给老年人带来生理上的痛苦及心理上的自卑、羞愧感。需要照护者帮助或指导老年人维持正常的排泄功能或满足其排泄的需要，使之获得最佳的健康和舒适状态。

（一）怎样为老年人选择合适的辅助排便用具？

（1）对于可站立、可保持坐位、可以走去卫生间的老年人（包括独立、靠帮助、坐轮椅等可以移动到卫生间者），尽可能让其独立去卫生间。为保证安全，可在房间到卫生间的过道上设置扶手，在座便器周围安装把手，必要时可在卫生间安装电铃，方便紧急呼叫。

（2）对于可从床上起身（包括靠帮助起身）并保持坐位，但无力走到卫生间的老年人，可考虑就近在床边利用便携式坐便器如厕。

（3）对于在床上生活、无法保持坐位的老年人，可利用尿器、便器排泄。男性小便可用尿壶，大便可用便盆；女性大小便都可用便盆。

（4）对于无法表达便意和尿意的老年人，可选择使用尿裤，购入时要考虑男女、能否活动、尿量多少等情况。可先买少量样品试用，最终选择合适的尿裤。尿裤和尿片可搭配使用，经济实惠。尿量很少时，可在尿裤内侧垫尿片，尿后可仅换尿片，尿量多时，在尿裤的基础上，纸尿片和大尿片重叠使用。尿裤分为布质尿裤和纸质尿裤，布质尿裤柔软贴身，清洗后可反复使用，比较经济；纸质尿裤是一次性的，不用清洗。

（二）怎样协助老年人大小便？

对于不能独立站立的老年人，可在床边放置便携式坐便器。照护者站在老人前方，膝盖插入其两膝之间，让老人双手用力环抱照护者的颈脖，照护者环抱其腰部并抓住裤腰后方，用力上提的同时，叫老人双腿一起用力使其站起。待站稳后，帮助其向马桶方向转身。紧接着照护者站立位紧贴老人，一手褪下其裤腰，裤子褪到大腿以下时，使其腿后侧贴靠马桶，缓慢坐在马桶上，将毛巾盖在老人腿上。排便时，照护者回避，在这个过程中要保持交流，告诉其每个动作的目的，减少其不安感。

对于使用尿壶的男性老年人，有排尿需求时用尿壶抵住，将阴茎插入尿壶，固定好尿壶，避免偏斜导致尿漏出。为避免弄脏床单，可在尿壶下方垫纸巾。排尿时间长时，用毛巾盖住下腹部以免受凉，不要催促。尿毕，拿开尿壶，用卫生纸擦净下体。如无排尿需求，不要长时间将阴茎放在尿壶中，以免造成尿道感染。

便盆适用于男女性排便，也适用于女性排尿。女性排尿时，为使尿液不飞溅出来，便盆内预先可铺一层卫生纸。背部用浴巾隔开便盆，避免损伤皮肤。如果老人不能抬臀，让老人向患侧侧卧，将便盆插入臀部下方，固定便盆后使老人缓慢恢复仰卧位。为防止尿液溅出，下体可用卫生纸盖住。排便完毕，可让老人侧身取出便盆。

对于使用尿裤、尿片的老年人，更换尿片，要首先打开尿裤，将尿湿的尿片卷起，拿开，然后用准备好的热湿小毛巾擦拭，即使无污物也要擦拭，擦拭过的毛巾就不能再擦拭别处。然后让老人稍侧身，新尿片从腰部向下铺好，使尿片在阴部紧密服帖，将老人改仰卧位，拉直尿片。女性用尿片要移向臀后方多些，男性要用尿片包裹住阴茎，再套上尿裤。尿、便漏到尿片外边时，要及时更换。更换动作要轻快，不要使尿裤褶皱或松弛。对于可抬臀的，先在臀部下方铺一张干净的垫巾，再清洗更换；对于抬起臀部有困难的偏瘫老人，将患侧的尿裤向背部卷起，掖到身下后，向患侧转身侧卧，然后用热湿毛巾擦拭清洁阴部和臀部，最后保持侧卧，迅速取出脏的尿裤，铺平新尿裤，使其平卧，将新尿裤压在身体下面的部分拉出，左右展开，按前述的方式垫上尿片。注意男女有别，穿好尿裤时，保证大腿根部留有两指空间，用胶带粘贴后合上尿裤。

六、睡眠照护

睡眠是生理需要，是最好的休息方式，在恢复精力、消除疲劳、维持每日的活动方面有极其重要的作用。许多因素会影响老年人的生活节律，进而影响睡眠质量导致失眠，如疾病的痛苦、情绪的变化、环境的改变、频繁夜尿等。而睡眠质量的下降又可直接影响机体的活动状况，导致烦躁、精神萎靡、食欲减退、疲乏无力，甚至发生疾病，因此，良好的睡眠质量是保证老年人身心健康的关键因素。

（一）怎样协助老年人选择舒适卧位？

活动自如的老年人自主选择自己习惯的舒适卧位。活动不便的老年人要协助其选择卧位，并定时帮助其翻身、更换卧位。

1.仰卧位

头枕枕头，身体平躺，手臂放在身体两侧，双腿自然放平。

2.屈膝仰卧位

头枕枕头，身体平躺，手臂放在身体两侧，双膝弯曲并且稍微向外分开，双脚踏在床上。该卧位适用于需要大小便、擦洗会阴部的老人。

3.侧卧位

左侧或右侧身躺，两手臂弯曲，下方的手放在枕边，上方的手放在胸前，两手臂间可以抱一个软枕；下方的腿伸直，上方的腿弯曲，可在双腿间放一软枕。侧卧和仰卧交替，可避免压疮。

4.半坐卧位

在背部放叠好的被子或枕头抬高上半身，与床面成30°~50°，膝盖下垫一个软枕，使膝盖自然弯曲，床尾放一个软枕垫在脚下。

5.端坐位

扶老人坐起，身体稍前倾，身后放叠好的被子，使上半身与床面呈70°~80°；床上放一张床上桌，桌上放一个软枕，这样老人可以伏桌休息。

（二）怎样进行老年人夜间睡眠的安全照护？

夜间睡眠呼吸会减慢，要避免老年人夜间睡眠出现呼吸困难的危险，准备松软、较低的枕头，不要蒙头睡觉，被褥应该选择松软透气型。

老年人若睡眠不安，容易躁动，可在床的两侧加床栏或用椅背作床栏，防止坠床。

老年人起夜频次较多，睡前要少饮水，可在床边放置尿壶或便携式坐便器。电灯开关安装在伸手可及的地方，可安置地灯，光线充足且不刺眼。房间内减少物品放置，避免绊倒。必要时，在床头安床铃，方便呼叫。

七、活动照护

最大限度地扩大生活空间是日常生活照护的关键，能活动的老年人尽量自主活动。据研究，只要卧床不动1个星期，肌肉力量就会下降20%。长期卧床者容易发生肌肉萎缩、关节挛缩、僵硬、强直和血管栓塞、压疮等。长期卧床者即使不能离床活动，也要经常在床上运动，床上自主运动有困难者，照护者要协助或帮助翻身，做被动运动，每隔2小时姿势就要变换1次，以防止压疮发生。床上自主运动或被动运动应该及早开始、经常进行，要尽力发挥主动性及残余功能。

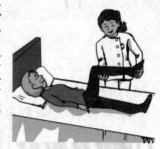

（一）如何指导老年人床上移动和翻身？

有些偏瘫老年人因一侧肢体活动受限，在床上不会移动和翻身等，需掌握一定的方法和技巧，加以训练才能完成，方法如下。

1.横向移动

用健腿穿过患腿腘窝，钩住患腿，利用健腿力量带动患腿转移到健侧，然后把健腿抽出来屈髋屈膝，再以健足与健侧肩膀为支点把臀部移向对侧床边，然后再把头转向健侧，以头和臀部为支点，将上肢移向健侧。向对侧用同样的方法。

2.纵向移动

健侧下肢屈膝，稍屈肘，以足、肘为支点，抬起臀部向上移动身体。

3.上肢摆动法翻身

仰卧位，双手十指交叉相握，注意将患手拇指置于健手拇指之上，举手，双膝弯曲，双足放平，头先转向要翻的一侧，做左右侧方摆动，引发肩、上肢向同侧摆动，带动躯干旋转翻身。

4.健腿带动法翻身

向健侧翻身，健手将患肢放在胸前，健腿插入患腿下，在转颈及肩的同时，用健腿带动患腿翻向健侧，身体跟着转过来。向患侧翻身，将患臂挪向身体外侧，拇指指向床头，并使健腿屈膝，抬头，向患侧转肩，同时将健腿稍向外挪动，然后向外侧蹬床，身子随着力转过来。

（二）如何协助老年人床上移动和翻身？

有些老年人因各种原因无力或不能移动和翻身，需要照护者掌握一定的方法和技巧，协助老年人移动和翻身，方法如下。

1.协助移向床头

把枕头横着立在床头，帮助老人躺平并且双手握住床头栏杆，两膝弯曲，双脚踏在床面上，姿势摆好后，一只手托住其肩膀，另一只手托住其臀部托起老人，同时让其双脚蹬床，顺势挺身上移，移到位后垫上枕头。

2.协助移向床边

帮助老人躺平，让其双手臂弯曲抱在胸前，两腿伸直，姿势摆好后，一只手轻抬起老人的头，另一只手将枕头拉到近侧床边，之后一只手伸进老人肩下，另一只手臂伸直借力，伸进肩下的手揽住老人肩膀拉到近侧，从而带动上半身移到近侧。之后双臂分别伸进腰部和双膝下发力，将老人的下半身也移到近侧。

3.协助翻身侧卧

先帮助老人移向近侧床边躺平（方法同上），将老人双臂弯曲抱于胸前，双膝弯曲并拢，双脚踏在床面上，姿势摆好后，一只手扶住老人肩膀，另一只手扶住老人膝盖，轻轻推老人转向对侧。

帮老人翻身前一定要先告知，鼓励老人在移动过程中尽量配合发力。除口头指示外，可以通过触摸相应部位来向老人示意。

（三）如何指导卧床老年人做床上主动运动？

长期卧床老年人只要意识清楚，都应当在床上做些力所能及的活动，发挥残余功能，减少并发症的发生。照护者要协助和督促老人做床上运动。较简单易学的是一套床上康复操，有6节，可视老人情况，循序渐进，从每日1次，每次1~2个节拍，到每日2次，每次4~8个节拍。以老人能够耐受为度，也可根据老人的具体情况调整运动量和持续时间。

（1）握手运动。协助老人双手十指交叉，始终保持偏瘫侧拇指在上。前臂伸直，尽力向前伸直肘关节，做上举动作尽力向头侧方向打开（在30°、60°、90°、120°时，视老人情况保持动作1~5分钟）。

（2）肩部运动。协助老人伸展肘关节，做双肩关节的内旋、外旋动作及环绕运动（内外旋时，肩关节与身体尽力呈15°以上）。

（3）胸腹肌运动。协助老人伸展肘关节，深吸气的同时握拳，尽力使胸部上抬离开床面，两肩关节尽力外展，紧抵床面，保持1~2分钟；呼气的同时松拳，全身放松，肩关节舒展，胸部回到床面，做10~20次。

（4）桥式运动。协助老人屈曲膝关节，双足紧抵床面，做髋关节伸展、屈髋训练。髋关节伸展时，臀部尽量上抬，使胸、腹、臀、膝关节在同一水平线上，保持1~2分钟，再使臀部回到床面，做10~20次。

（5）分膝训练。协助老人屈曲膝关节，做膝、髋关节的充分外展、内收训练。膝关节外展时照护者帮助固定老人双足，使两膝关节尽量外展超过45°，然后慢慢回收至两膝关节并拢，做10~20次。

（6）协调训练。使老人去枕仰卧，做双足趾背屈、背伸训练，并在趾背屈的同时抬头看足尖，做10~20次。

（四）如何为卧床老年人做床上被动运动？

有的长期卧床老年人意识不清或不能进行自主活动，照护者应每日为老人做肢体被动运动，以防止肌肉萎缩、关节挛缩。照护者在做肢体被动活动时，必须要轻柔、充分、缓慢、全面，保证每一个关节在每个方向上都能达到全范围活动。上肢关节各方向活动3~5次，下肢关节各方向活动以5~10次为宜，每次以5~10秒为宜。

（1）上肢锻炼。照护者一只手握住老人的手掌，另一只手托住老人的手肘，先将老人手臂伸直，进行肩关节被动前后左右全范围及旋转活动，再进行屈肘伸肘、屈腕伸腕循环动作，最后用食指和拇指捏住老人的每根手指进行被动活动。

（2）下肢锻炼。照护者一只手握住老人的脚踝，另一只手托住老人的膝盖，先将腿伸直，进行髋关节前后左右全范围及旋转活动，再进行膝

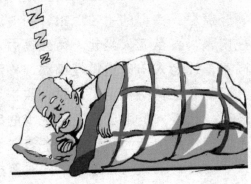

关节被动伸屈活动。最后将腿放下，一只手固定小腿，另一只手握住老人的脚掌，进行踝关节的旋转活动、足趾关节被动活动。

每个动作进行之前，告诉老人接下来进行的动作。每个动作活动过程中，一定要让老人尽量自己用力，照护者给予一定的辅助。即使老人感觉完全不能用力，也应鼓励老人用意念来做这个动作，感受自己的肢体。肢体活动后照护者可为老人进行全身的按摩。

（五）如何协助老年人起床？

能自主行动的老人起床时，照护者应给予适当的协助，防止老人跌倒。有偏瘫等肢体活动障碍、行动不便的老人，照护者需帮助老人起床。

老人仰卧位时，照护者站在老人一侧，先把老人的双手放于胸前，对侧腿屈曲。然后一只手放于老人对侧肩后方，另一只手放于对侧臀部后方，同时用力将老人身体向内旋转，使老人侧卧。之后，把老人双侧小腿放于床沿外，再用一只手勾住老人的头颈部，另一只手放在老人双侧膝盖后，头部的手往上抬，同时膝部的手把老人的双腿往内移，直至老人坐起。待坐稳后，使老人两腿分开与肩同宽，让老人向床边慢慢挪动，移动到合适的位置，使老人双脚着地保持稳定，此时，照护者两膝盖抵住老人的两膝盖，让老人的下巴搭在照护者的肩上，健侧手握住患侧手，抱住照护者的颈项，照护者双手抓住老人裤腰抱紧老人，让老人下肢用力蹬地，同时照护者双手用力上提，让老人借力起身站立，至姿势稳定为止照护者都不要放开，以免跌倒。在这个过程中，照护者一定要注意用双膝将老人的双膝夹紧锁定，同时利用自己的重心而非腰部力量来平衡老人的体重。

（六）如何协助老年人坐轮椅？

首先将轮椅斜放在老人床边并放下手刹锁住轮椅，按照护老人起床的方式，使老人站立，在老人站稳后，慢慢使老人转身并背向轮椅正面，将一只手移到老人的肩部，然后慢慢下蹲，让老人轻轻坐到轮椅上。如果是偏瘫患者，将轮椅放于老人的健侧床边，与床呈一定角度，适于老人身体的旋转。照护者用两膝盖夹住老人患侧膝部，让老人用健侧手握住患侧手，抱住照护者的颈项，照护者双手抓住老人裤腰，抱紧老人，让老人健侧下肢用力蹬地以借力起身。照护者顺势以老人的健侧下肢为轴向轮椅方向旋转老人，确认老人位置正对椅子位置后，将老人臀部缓缓放在座椅上，协助老人臀部向轮椅后方慢慢挪动，使背部紧靠轮椅后背坐稳，系上安全带。

（七）如何协助老年人上下台阶、上下坡？

1.指导步行上下台阶的原则

基本健全者可一步一级台阶，稍有行动障碍者两步一级台阶较为安全。偏瘫老人上台阶时，健侧脚先行，下台阶时，患侧脚先行。下台阶时，照护者应在老人下方辅助并保护其安全。

2.协助乘轮椅上下较宽的台阶

上台阶时，当轮椅的前轮将要触及上一个台阶时，照护者单脚踩下轮椅翘板，同时向前推轮椅，轮椅前轮翘起登上一个台阶；后轮抵达台阶时双手向上抬起后轮，同时向前推，使后轮跃上台阶。下台阶时，应使老人背部朝下台阶方向，由后轮开始下台阶；后轮着地后，后拉轮椅直到前轮抵达台阶边缘，照护者单脚踩下轮椅翘板，使得前轮翘起，同时向后拉轮椅，到达下一台阶。无论上下台阶，动作应该缓慢，以免老人颠簸、摔倒或身体不舒服，最好轮椅上设置安全带，以保证老人安全。

3.协助老人乘轮椅上下坡

推轮椅上坡时让身体尽量向前倾，防止轮椅后翻。推轮椅下坡时应减速，让老人握住扶手，必要时系安全带以保护老人；当坡度较大时，应倒转轮椅，使轮椅缓慢下行。

4.选择合适的助行器

常用助行器有手（拐）杖、协步器、轮椅等，应根据老人实际情况进行选择。

1）手（拐）杖

（1）T形拐杖。易于抓握，有安全感，手柄的角度易于发挥老人手腕的力量，适用于手腕有力量的老人。

（2）前臂固定型拐杖。手柄上有套环，能使拐杖固定在手臂上以固定支撑，适用于手腕力量较弱或骨折后腿力较弱的老人。

（3）多脚式拐杖。增加了拐杖的稳定性，即使支撑全部体重也不会轻易跌倒，适用于步行不稳的老人。

2）协步器

适用于腰腿力量较弱和走路摇晃的老人。使用时双手抬起协步器，向前移动一步，身体依托协步器再向前慢慢走几步。上肢麻痹或力量较弱的老人不宜使用，行动范围内有较多凹凸不平或有高低交错的地面也不适用。

3）轮椅

老人中风后或患严重的关节性疾病、股骨头及关节坏死等时，行动不便，不能像正常人一样行走，轮椅是此时最适合的一种助行器。

5.协助使用助行器

1）手（拐）杖

（1）选择。老人站直握住手柄，将手（拐）杖接触地面的一头放在脚前方15厘米的地方，手肘大约呈30°弯曲时，是使用拐杖的最佳长度。如果老人不能正常挺直腰背，应选稍高些的手（拐）杖，步行才会舒适。

（2）使用方法。老人若有一侧肢体活动不便，用健侧手扶手（拐）杖，有以下两种方法协助行走：一是"三点步行"，即伸出手（拐）杖—迈出患肢—迈出健肢；二是"二点步行"，即同时伸出患肢和手（拐）杖—迈出健肢，此种适合平稳功能较好的老人。

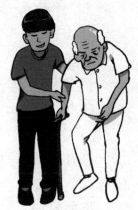

（3）注意事项。老人扶手（拐）杖行走时，照护者应与老人身体紧贴，一只手扶住老人腋下，另一只手

紧握老人的手或肘部。一般照护者站在老人肢体力量较弱的一侧，握住老人的力度要适中，过度用力会使老人紧张，所以动作应自然轻柔。走路时，老人与照护者迈左右脚的步调应一致。

2）协步器

（1）选择。

握紧把手时，手肘弯曲成30°，协步器可在平地、上下较宽的楼梯使用。

（2）使用方法。

先移动协步器，然后移动患侧脚，最后移动健侧脚。

（3）注意事项。

每次使用前，检查橡胶头和螺丝帽有没有变形或损坏，发现有问题应在使用前更换。避免在潮湿地面、光线不足和有障碍物处行走。避免穿拖鞋或高跟鞋，行走前先站稳，步伐不宜过大，眼睛向前看，不能向下，协步器下端放稳，重心稳定后再向前移动。照护者应站在老人的身后，轻轻支撑其腰部，前行时，照护者与老人同时迈脚。

3）轮椅

（1）选择。

考虑轮椅各主要部位尺寸大小是否适合，能不能承受老人的体重，老人坐下和离开是否安全。使用前检查轮胎、轮刹、手刹，确保正常。

（2）打开、折叠轮椅的方法。

打开轮椅：打开两侧轮刹，握住两边扶手向两侧推开座椅，使座椅面完全张开，放下脚踏板。

折叠轮椅：打开两侧轮刹，向上收起脚踏板。提起座椅中间，两侧车轮会向中间收紧。

八、用药管理

随着年龄的增长，老年人各脏器的组织结构和生理功能逐渐出现退行性改变，影响机体对药物的吸收、分布、代谢和排泄。有研究表明，老年人因为多药共用，服药种类多、次数多、时间长，发生药物不良反应的概率增加。因此，照护老年人安全用药尤为重要。

（一）老年人家中常备哪些药物？

老年人体弱多病，在日常生活中常备一些药品是很有必要的。

（1）常备速效救心丸、硝酸甘油等急救药。患有慢性病的老人，根据医生建议准备药物，并注意及时补充常用药。

（2）准备一些治疗跌打损伤的外用药物，如红花油、云南白药等。

（3）常备消食类、通便类药物。

家中备有药物不是意味着患病就不用去看病了，这只是急救方法，不能乱用药，应在医务人员的指导下用药。

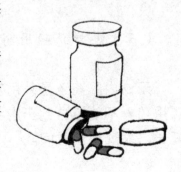

（二）怎样保管好常用药物？

（1）将内服、外用、注射类药物分类存放并密封保存，避免放置在潮湿或阳光直射处。

（2）药瓶或药盒外要贴上标签，注明药名、有效期、每次服用剂量、每日服用次数和时间。标签清晰，名称完整，字体要大。

（3）一个瓶中或盒内不要放多种药物。家中不要储存过多的药物，要定期检查，发现药有过期、发霉、变色、浑浊、沉淀等现象则不能使用。药箱存放在显眼、方便拿到的地方且位置固定。家中如有小孩，应放在小孩不易取到的地方。

（4）液体、未开封的胰岛素注射剂、栓剂、生物制品要放在冰箱内冷藏。有些药物在光的作用下易分解失效，需避光保存，如硝酸甘油，这类药最好用棕色小瓶装，不能阳光直射。

（5）外用药物要用红色或其他颜色标记，以免内服中毒。

（三）怎样正确用药？

无论内服药还是外用药，应严格按照医嘱用药，不能滥用药，不能擅自到药店买药服用，不能随意增减药量或延长、缩短用药时间。

1.口服用药

1）一般原则

（1）每次服药时，看着老人服药到口，避免老人忘记服用或漏服，服药后及时检查老人口内是否有残留药物。服用刺激性药物或异味较重的药物时，在不影响药效的情况下，可将药物溶于水中，并且服药后注意多饮水。对于难以咽下片剂的老人，将片剂研碎。注意糖衣药片不能研碎。

（2）老年人口服药物种类较多或数量较大时，应分次少量服用，确保每次都服送顺畅后再次服用，以免造成哽噎。

（3）补药、安眠药等药物最好在医生指导下使用。

所有药物服用前应认真看说明书，注意药物的配伍禁忌，避免引起不良反应。服药后注意有无出现胃肠不适、皮疹、发热、困倦、头晕、口渴、出血等症状。如按医嘱用药，用药前应提前向医生了解药物的相关副作用，留心观察，发现异常要及时报告医生。

2）注意药物性质及服用方式

药物一般用温开水冲服，勿使用茶水冲服，尤其是服用铁剂不能饮用茶水、饮料或啤酒；对牙齿有腐蚀性或染色的酸类、铁剂等药物用吸管吸入药液后漱口；服用少于1毫升的药液时用滴管吸取计量；服用止咳糖浆不要饮水；服用磺胺类药物要多饮水，防止泌尿道结晶形成结石；服用退热药后多饮水，促进发汗；服用洋地黄类强心药物，应学会测脉率和心率，测量过程中注意节律变化，脉率低于60次/分钟或突然节律不齐时，暂不服药，及时咨询医生后再决定是否用药；服用降糖药时应控制主食；

服降压药时应低盐饮食；服用钙剂不吃菠菜避免影响吸收；服用头孢类药物期间禁止饮酒；服用药物时最好不要改变药物剂型，如胶囊类药物，在老人吞咽没有困难的情况下，最好不要拆开溶入水中，以免影响药效。

3）服药时间

应按照药品说明书，并根据病情需要和药品性质在不同时间服用药物。

（1）有的口服药需饭前用药，如中和胃酸的氢氧化铝、氧化镁等，保护胃黏膜的斯达舒胶囊、胃膜素等，应在饭前30~60分钟服下。

（2）有的口服药需饭后给药，如阿司匹林、水杨酸钠、舒洛芬、维生素等，应于饭后15~30分钟服用。

（3）有的口服药需饭中给药，如降糖药、助消化药在饭中服用，降糖药在吃第一口饭时就服用。

2.外用药

外用药有水剂、油剂、膏药等，一般应在医生的指导下用药，注意掌握剂量和使用方法，避免连续用药，以防蓄积中毒。一些刺激性较强的药物，不要在头、面、五官、会阴及其他皮肤较薄处使用，以免发生不良反应或造成损害。

在使用滴鼻剂时，首先要将鼻腔内的分泌物去除。向鼻内滴药时，滴管头不要碰到鼻部，以免污染药液，应根据说明书掌握正确的滴药方法。如果需要同时使用两种以上的滴鼻剂时，两药的时间应间隔1分钟以上，以免降低药物的疗效或引起不良反应。

在进行耳部用药时，应侧卧，患耳向上，先用棉签擦净耳内分泌物再使用。

使用创可贴或胶布类包扎局部皮肤时，包扎时间不要超过24小时。

使用膏药类药物时应注意每日更换，并避免在同一部位反复贴。

（四）怎样正确使用胰岛素笔？

1.使用胰岛素笔的方法

1）注射前的物品准备

注射前准备好胰岛素、针头、胰岛素笔、75%医用酒精、医用棉签。

2）检查并安装

检查笔芯中药液的性状，看有无结晶、絮状物、黏度增加，是否超过有效期，确认完好后再安装笔芯和针头。

3）排气

将笔垂直竖起，将剂量旋钮旋至"1"后再推至"0"位，排出1滴胰岛素，如果没有药液排出，重复这个动作，直到排出1滴胰岛素为止。若使用中效胰岛素和预混胰岛素，应上下颠倒使药物混匀后排气。

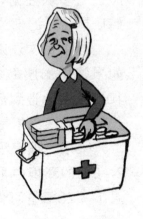

4）选择注射部位并消毒

胰岛素常用的注射部位有肚脐四周5厘米范围、上臂外侧、大腿中间靠外侧、臀部，注射部位选择好后用75%医用酒精消毒，待干。

5）注射

注射时左手轻轻捏起注射部位的皮肤，右手拿胰岛素笔将针头垂直扎入捏起的皮肤内，推注药液，注射完毕后，针头在皮肤下停留10秒以上，然后拔出针头，用干棉签按压针眼3分钟以上。

6）注射完后处理

注射完毕后套上内针帽，旋下针头，将废弃针头丢弃，戴回笔帽。

2.注意事项

（1）针头应该为一次性使用，如重复使用会使针头出现毛刺、倒钩。另外，用酒精棉球擦拭针头后下次再用，这种做法容易造成感染，同时还增加了注射时的疼痛感。

（2）每次安装新笔芯和针头时必须排气。

（3）为防止注射部位脂肪萎缩或肥厚，应轮替注射部位，如在左上臂注射一段时间后换成腹部或臀部再注射一段时间。要注意不同的部位吸收胰岛素的速度不一样，为了有效平稳地控制好血糖，可在一段时间内在同一部位排序进行多次注射，两次注射间距应大于2厘米，避免在有疤痕或硬结的部位注射。

（4）每次注射前必须检查是否有足够剂量的胰岛素。如果注射的胰岛素为混悬液，应该将胰岛素笔上下颠倒10次左右，直到药液成为均匀白色的混悬液时才可注射。长效基础胰岛素是澄清的溶液，可以直接注射。

（5）一般来说，未开启的胰岛素笔芯可储存在温度为2~8℃的环境中（冰箱冷藏），开启后的胰岛素笔芯在室温下（25℃）可保存1个月。胰岛素笔芯不能冰冻，否则会失去药效。

3.胰岛素笔的清洁与维护

1）清洁

用湿布蘸温和的洗洁剂清洁注射笔，不能用水清洗、浸泡、给注射笔上油，不要使用含漂白剂（如含氯、碘）的产品清洁注射笔。如果发现注射笔表面留有胰岛素，要在胰岛素自然干燥之前使用湿布蘸温和洗洁剂进行清洗。

2）维护

不要在阳光下暴晒，避免高温或冷冻，避免摔打、碰撞坚硬的物体。如果不小心从高处掉落在地上或者怀疑注射笔有问题，要检查胰岛素笔芯是否损坏，如果破裂，这时就需要更换笔芯。不用时，要保存在干净的笔盒中。若使用有记忆功能的胰岛素笔，电池一般4~5年更换一次。

九、体温、血压、血糖的测量方法

生命体征包括体温、脉搏、呼吸及血压，是衡量机体身心状况的可靠指标。正常情况下生命体征在一定范围内相对稳定，变化很小且相互之间存在内在联系。身体出现异常，生命体征会发生变化且极其敏感。因此，照护者掌握常见生命体征的测量方法对被照护者来说非常重要。

（一）怎样测体温？

一般出现以下情况时需要测量体温：面色潮红，眼睛湿润，触摸皮肤时有热感、出汗，有头痛、发冷、疲劳、肌肉痛等症状，痉挛、呕吐或意识不清，呼吸、脉搏较快时或老人自述不适。

测量体温可用水银体温计或电子体温计。

1.水银体温计测温方法

1）测量方法

测量前将腋窝下的汗擦干净，然后将水银柱甩到35℃以下，将水银头端放置于腋窝正中间，手臂放在胸前将体温计夹紧。5分钟后取出，将体温计平放，举至与眼平行高度，转动体温计，查看水银柱相对应的刻度。

体温计每次使用后将水银柱甩至35℃以下，用蘸有酒精的纸巾或抹布擦拭消毒。有条件的话，放入盛有75%医用酒精的容器中浸泡30分钟，取出后用冷开水冲洗，擦干后放入清洁容器中，以备下次使用。

2）注意事项

（1）成人正常腋下体温为36~37℃，一般午后稍高，清晨稍低，昼夜之差在1℃之内。体温在局部刚洗过、餐后饮热水或运动后都稍有升高，如有以上活动者需安静休息30分钟后再测体温。

（2）测体温时，要记得及时取出，避免打破或压断体温计而扎伤皮肤，并造成水银污染。

（3）偏瘫者要放体温计于健侧腋窝进行测量。

（4）有情绪波动时要安静片刻（约15分钟）后再测体温。

2.电子体温计测温方法

电子体温计一般有耳式体温计和额式体温计。

1）耳式体温计

先把体温计的保护盖取下来，用75%医用酒精消毒探头，待酒精挥发完全，再放在耳朵上面测量温度，大约1秒后会有提示音，接着取出体温计进行读数。

2）额式体温计

擦干额头的汗，在距离额头正中3~5厘米处点击开始按钮，等待听到提示音的即显示测量温度。

3）注意事项

（1）使用时应避免重摔，以免电路受损而失灵。

（2）环境的冷暖会影响电子体温计测温的准确度，为了避免这种情况应在常温下稳定十几分钟再进行测量。

（3）测温完后用蘸有75%医用酒精的纸巾或抹布擦拭电子体温计表面，尤其是电子感温探头部分，以保证下次测量时的准确性。

（二）怎样测血压？

血压计有水银血压计和电子血压计两种类型，居家以电子血压计为宜。在服用降压药期间应每日测量血压，如出现头晕、心慌、眼前发黑等不适也应及时测量。成人正常血压：收缩压为120~139毫米汞柱，舒张压为60~89毫米汞柱，高于以上最大值即为高血压。

1.袖带式电子血压计

取坐位或平卧位，上臂裸露出来，平放于桌上或床上，保证血压计与心脏二者位置在同一平面上。将血压计的袖带平整地缠绕在肘窝以上2~3厘米处。袖带的胶管位置放在肘窝以上2~3厘米靠内侧肱动脉搏动点处，袖带松紧以刚好插入1~2根手指为宜。点击开始按钮，血压计即自动开始测量，测量血压的时候不要移动手臂，不握拳，不说话，不屏气，要自然呼吸，放松心情。

2.腕带式电子血压计

选择比较安静的地方，调整好呼吸再准备开始测量。将左手衣袖上拉露出手腕，将腕带围在左腕上距离手腕横纹1~2厘米处，血压计放在手腕内侧，调校腕带末端，松紧适合（以舒适为宜），围上腕带，最后将血压计所置高度与心脏平行，调整好姿势，安静坐好，不握拳，不屏气，按开始按钮即开始测量。

3.注意事项

测量血压前应休息10~15分钟，以消除疲劳及兴奋，运动后则必须至少休息30分钟。同时应避免测量时情绪紧张、精神不安。测量血压前严禁吸烟、饮酒、淋浴及运动。

有高血压者最好每日能定时间、定部位、定体位测量血压，把所测量的血压值记录在本子上，以便对照进行自我保健。

测血压需一次完成，若未完成则应松开袖带，休息2~3分钟再重新测量。测量过程中如果发现血压有异常，应等待一会儿重测，两次测量的时间间隔最好不少于3分钟，且测量的部位、体位要一致。

袖带或腕带缠绕的松紧应适宜，缠得过紧，测量的血压偏低，缠得过松则偏高。偏瘫或上臂有留置管道者，应测量健侧手臂。

冬季衣服过厚最好脱下衣袖，不要生硬卷起，容易压迫上臂血管造成血压值不准确。

腕带式血压计测量时要让主机内侧向上，并与心脏处于同一水平高度。腕带适用于周长13.5~19.5厘米的手腕。如果同天连续3次测得的血压都超过正常值，此时应去医院诊治。

电子血压计要避免任何撞击或摔打，不要沾水，按使用说明书要求使用。长期不使用需将电池取出，以防电池渗漏液体。血压计的皮管禁止用酒精擦拭，可用清水或中性洗洁剂擦拭，不要粗暴曲折，以防断裂。

（三）怎样测血糖？

患糖尿病的老人，家中最好自备血糖仪，服降糖药期间定时检测血糖变化，如突然出现心慌、冒冷汗、头晕、手脚无力时，应立即测血糖。

1.血糖仪使用方法

用酒精对手指指腹进行消毒，待酒精挥发完全，取出一条新试纸，把试纸插入血糖仪内，在取插试纸过程中手指不能捏拿吸血口和插头部位。插入后仪器自动开机，并确认血糖仪的条码与试纸瓶标签上的条码一致，屏幕上有血滴符号闪烁，然后将采血笔深度调节到适当位置，在手指指腹两侧采血。采血后手自然下垂，轻轻按摩手指根部，在指尖处形成一血滴，使血滴接触试纸并通过虹吸作用到加样区，听到"嘀"声再移开，待血糖仪屏幕上闪烁的横线全部消失后，所显示的数字即是血糖测试结果。

2.血糖仪的清洁与维护

1）清洁

血糖仪使用后用75%医用酒精擦拭表面，试纸槽每次使用后用75%医用酒精消毒擦拭，并自然挥发待干备用。

2）维护

血糖仪未使用时，应放在干燥通风的地方，避免电池受潮。长期不用时，可将电池取出。

血糖试纸应保存在通风干燥的地方，避免阳光直射，试纸盒内保持清洁干净，不放置其他物品。

3.注意事项

扎针时最好扎手指指腹的侧面，以减轻疼痛。扎针后不得用力挤，硬挤出的血含组织液会影响结果。

滴血型的试纸，把血滴轻触采样区即可；吸血型的试纸，把试纸的吸血口对准血样接触一点，血糖仪会自动吸入。待血糖仪发出响声后再移开，不要在血糖仪未发出响声就移开。

试纸获取血样后要将血糖仪放在桌面上，不能晃动，待结果出来后拔出试纸自动关机，不拔试纸会耗电。

一条试纸只能用一次，不能重复使用，一次吸不满血的试纸不能再补血，因为补血测得的结果不准确。

对于采血时手指血量较少的，采血前，手臂可下垂10~15秒，推压手指两侧血管至手指前端，切勿挤压，也可以搓手或热水泡手。

正常情况下的空腹血糖值为3.9~6.0毫摩尔/升，餐后血糖值应不高于7.7毫摩尔/升。

十、呼吸康复训练方法

长期卧床老人每日进行深呼吸锻炼，增加肺活量，便于痰液排出，能保持呼吸道通畅，防止肺炎发生。

1.深呼吸方法

把手放在腹部，放松腹部，慢慢由鼻吸气，吸气过程中胸廓上提，腹部会慢慢鼓起直至不能吸入空气为止，停顿2~3秒，再缩唇用嘴慢慢地呼出空气。每日坚持锻炼，根据承受能力，慢慢延长停顿时间。也可吹气球，反复练习，增强呼吸功能和肺活量。深呼吸训练也有助于痰液咳出。

2.注意事项

深呼吸运动不是"憋气"，不能用力过猛，应顺其自然。"憋气"反而会伤害呼吸及神经系统。做深呼吸运动时，要舒缓、适量，以免引起身体不适。

深呼吸锻炼不适用于身体比较虚弱、高血压病、糖尿病、冠心病比较严重的老人。

十一、语言功能康复训练方法

失语不但影响交流和生活质量，而且易引起情绪障碍，故积极进行康复训练是必要的。康复训练能够提高老人的语言理解和表达能力，提高交际能力。

1.发音训练

原则是先元音再辅音，先张口音后唇音，先单音节后多音节，最后过渡到单词和句子的训练，如张嘴发a

（啊）音，噘嘴发 u（呜）音等。尽量长时间地保持这些动作的姿势，先做无声的构音运动，再轻声地引出靶音。

2.命名训练

通过实物或图片引出名称。可以一张一张出示图片或实物，也可同时摆放5~10张图片或者实物，如钢笔、别针等，逐一问这是什么，当答不出或答错时，可用词头音或描述物品的用途进行提示。

3.听理解训练

摆放5~10张图片，照护者说出某一图片名称，让老人从摆放的图片中指出相应的图片；听短文回答是或者不是，如"一年有十二个月是吗？"

4.阅读理解训练

常用的有词图匹配法和图词匹配法。具体方法：在桌上摆放5~10张图片，将图名词卡交给老人，让老人进行匹配选择，这就是词图匹配法，反过来就是图词匹配法。

（文 李美玲 汪洋）

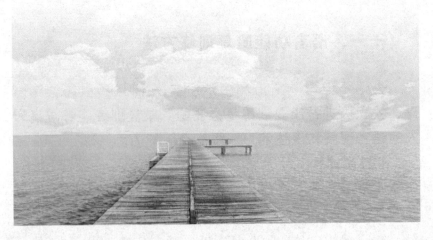

第三章　常见管道照护

一、留置胃管的照护

留置胃管，是将胃管经一侧鼻腔插入胃内，通过胃管注入食物、水、药物，以保证正常的营养供给、药物治疗等。主要用于吞咽困难、不能从口腔进食者。老人留置胃管居家生活，家中应常备量杯、有刻度的注食器、榨汁机、过滤纱布、棉绳、胶带、口腔护理刷等物品。

（一）留置胃管的喂食注意事项

1.检查

每次注食前，要先查看胃管有无脱出，成人胃管插入深度为45~55厘米，可检查鼻翼处的刻度有无改变，也可采用注食器抽吸胃内容物或将胃管末端放在水杯内，水中无气泡冒出可确定胃管在胃内。若发现胃管脱出或无法判断胃管是否在胃内时，暂停喂食，及时送医院或请医护人员处理。

2.食物选择

除了配置好的营养液以外，还可以选择富含多种维生素、易于消化的流质食物以补充能量，防止营养失衡。可选用牛奶、豆浆、米粥汤、鸡蛋羹、菜汤、鱼汤等；维生素类可选用胡萝卜、西红柿、芹菜等榨汁注入胃管，夏天还可以给西瓜汁等饮料。一般食物必须榨汁后用纱布过滤，去除残渣，以防止堵管。

3.喂食体位

喂食前应将床头抬高30°~40°，可用棉被垫在背后，有条件使用摇床的将床头摇高，喂食后尽量不搬动，保持原卧位30~60分钟后再更换体位，以避免引起呕吐、误吸、返流而造成吸入性肺炎。

4.食液温度及量

食液要冷却至38~40℃，滴少量食液在手臂以不觉得烫为原则。食液温度过高或过低，可能烫伤或冻伤胃黏膜，对胃不好。少量多次进食为宜，每日可喂食4~6次，每3~4小时1次，每次喂食液不超过200毫升。

在每次喂食前后要用40毫升温开水冲洗管道，防止营养液在管道中滞留和凝固，引起管道堵塞。两餐之间可以喂温开水、果汁以增加水的摄入量；新鲜果汁与奶液应分别注入，防止产生凝块；药片应研碎、溶解后注入。

5.喂食速度

喂食速度不要过快，喂食过程中经常询问老人有无胃部不适，以免引起呃逆。

每次抽吸食液间隙，盖上胃管末端的塞子或将末端返折，避免灌入过多的空气，引起腹胀。

（二）留置胃管后的日常起居注意事项

（1）固定好胃管防止脱落。可用棉绳将鼻部胃管固定，再将棉绳绕过双耳在下巴处打结。注意保护胃管固定处的皮肤，防止皮肤破溃。

对于卧床老人，每次翻身时注意保护胃管，防止脱出或弯曲打折。老人有躁动状况，可用毛巾固定双手在床边，胃管末端也应尽量放置在头部上方，使其手不能触及胃管。

对于需下床活动的老人，每次下床之前将胃管露在外面的部分放在上衣胸侧的口袋里或者将胃管搭在肩上且用胶带固定在衣服上，但要留出足够长让头部能够上下左右最大限度地摆动。

穿脱上衣时，注意保护胃管，避免拉脱，最好选择纽扣式上衣。

剧烈咳嗽或呕吐时，会引起胃内压上升而发生返流现象，有可能使胃管脱出而盘绕在口中，要经常让老人张开嘴查看。

（2）注意清洁鼻腔和口腔。每日用棉签蘸水清洁鼻腔，每日清洗口腔2~3次，防止口腔感染。

（3）胃管的留置时间。一般情况下胃管每月更换1次，发现脱出或堵塞应及时更换。更换时，一定要到专业的医疗机构由专业人员更换。

二、留置尿管的照护

留置尿管，是将尿管经过尿道口插入到膀胱，引流出尿液。主要用于不能自行排出尿液或者某些手术后，如前列腺疾病、尿道结石等。留置尿管居家生活时，家中应常备集尿袋、带有刻度的量尿杯、医用胶带、便盆等物品。

（1）定时夹闭尿管和引流尿液，维持膀胱正常功能，一般每3~4小时引流尿液1次。特殊情况，如老人有便意或下腹部胀痛时，应立即打开尿管引流尿液。对下腹部高度膨胀且体质较弱的老人，引流尿液的速度应慢，可引流一部分尿液夹紧尿管，过几分钟再引流余下的部分，避免引流速度过快，导致虚弱加重或产生血尿。

（2）如有下列征兆时，请立即就医。如发热，发冷，尿道疼痛、烧灼感，腰痛，下腹痛，尿液混浊、有恶臭味，血尿，脓尿，尿道口分泌物增加、有渗尿，很可能是泌尿道感染引起。

（3）妥善固定导尿管。经常观察尿管有无弯折、拉扯以及固定处的皮肤情况。男性可将尿管固定在下腹部，女性固定在大腿内侧；固定时要预留活动空间，以防牵拉；注意轮流更换固定位置，避免刺激皮肤，造成皮肤破溃。卧床时尿袋系于床边，低于身体部位，活动时尿袋系于腰部或以下。

（4）注意多饮水。老人除患有心、肾衰竭疾病除外，每日饮水2500~3000毫升，维持尿量在1500毫升以上。另外多摄取富含维生素C的新鲜果汁，如蓝莓汁、葡萄汁、柑橘类果汁，以预防泌尿道感染或尿管阻塞。

（5）注意尿管及尿袋的清洁卫生。保持尿道口、尿管、尿袋清洁和干燥，尿袋一定要低于膀胱部位，以防尿液回流引起尿道感染。尿袋内小便量在1/2~2/3时应倒掉，倒尿前后照护者要注意洗手，并避免尿袋接口碰到盛尿容器或接触地面。每日记录尿袋中放出的尿量和时间，通过数据总结出老人的排尿习惯，以方便给老人提供更舒适的照护，也能及时觉察到异常情况。会阴及肛门每日用温水早晚擦洗。有条件者，尿道口每日用碘伏消毒。

（6）集尿袋应每日更换。更换前夹紧尿管，将尿管与尿袋接头松开，换上新的尿袋。注意手不能接触干净的集尿袋的接口，以免污染。

（7）一般情况下每月更换尿管1次。尿管使用时间到期或尿管出现阻塞、污染、破裂、沉淀物堆积时，应及时到医院更换。

三、气管套管的照护

留置气管套管，是将气管套管由颈部正中切口插入气道，有利于保持呼吸道通畅，缓解呼吸困难。有少部分老人因病需要长期留置气管套管，如果护理不当，会导致痰痂堵塞气管套管，引起呼吸困难甚至窒息，所以照护者需要掌握相关护理知识。

常见的气管套管有金属气管套管和一次性塑料气管套管。留置气管套管居家生活时，家中应备以下物品：无菌注射器、无菌纱布、无菌棉签（球）、无菌手套、0.5%医用碘伏、75%医用酒精、生理盐水、注射器、镊子、吸痰器等物品。

（一）生活起居注意事项

（1）保持室内清洁，温度在20℃左右，湿度为60%~70%，定时通风。

（2）翻身或改变体位时要固定好气管套管，防止套管脱出。对意识清醒的老人，告诉其翻身时动作要轻，以免套管脱出或移位。老人不配合或有意识障碍时，适当约束其肢体，防止自行拔出套管造成窒息或大出血。经常检查外套管系带有无松脱，尤其在坐起前，如有松脱需重新系牢。

（3）金属气管套管由外套管、内套管和管芯组成，管芯是在气管切开后放置套管用的，平时要将管芯保管好，以供外套管脱出时紧急插管用。

（4）保持气管套管的纱布清洁，每日更换。气管套管创口周围皮肤每日用0.5%碘伏消毒2~3次。若套管周围皮肤瘙痒，可用75%酒精棉签擦拭，不要用手搔抓，以免感染。

（5）保持气道充分湿化，每2~4小时往气管套管内喷或滴1~2毫升生理盐水。有条件者，在房间内使用加湿器，有助于保持气道的湿润。

（6）及时清除气道中的痰液。吸痰时由内向外，由深到浅。若痰液变黏稠、干燥、结痂以及出现粉红色或血性分泌物时，用注射器抽吸生理盐水2~3毫升，在老人做深呼吸时，往气管套管内缓缓滴入生理盐水，以湿化痰液并刺激咳嗽清除气道分泌物，咳嗽时用纱布或柔软的纸巾盖住造口，重复以上动作直到气道清理干净。如果上述措施还不能完全清理干净气道，就需要及时去医院或请专业医护人员处理。

（二）更换金属气管套管的内套管的方法及注意事项

（1）金属气管套管的内套管需每日取下来进行清洗、

消毒2~4次，取内套管时取平卧位或抬高床头30°~50°卧位，头略后仰。戴薄膜手套，撤下隔离外套管和皮肤之间的纱布以及覆盖于气管套管口处的纱布，一只手固定外套管，另一只手用消毒后的镊子取出内套管放入消毒容器中。用另外一把已消毒的镊子夹取经生理盐水浸湿的无菌棉球，轻轻擦干净外套管及周围皮肤的分泌物，再取消毒过的无菌内套管，沿外套管的弯曲度缓慢插入固定。最后用1~2张4英寸×4英寸（1英寸=2.54厘米）的无菌纱布夹在外套管与皮肤之间，避免皮肤受压或磨损，并用生理盐水打湿的单层纱布薄薄地覆盖在气管套管口湿化空气，避免灰尘落入。

（2）用细毛刷将内套管清洗干净，用开水煮沸或用专用高压锅蒸煮30分钟，冷却后保存备用。

（3）更换过程中动作应该轻柔，避免拉扯，减少对气道的刺激。在取出内套管时，另一只手应固定好外套管，以免拉出。固定外套管的棉质系带的松紧应适宜，在外套管与皮肤之间塞入1~2层纱布，减少压迫感。

（4）更换套管前后都应洗手。更换纱布和套管过程中，要随时观察周围皮肤情况，如有发红，可先覆盖凡士林纱布，再用普通纱布覆盖；如有破损，应及时咨询医务人员。

（5）一次性塑料气管套管没有内套管，要加强气道湿化和及时吸痰。若出现痰痂堵塞气道并经处理无法缓解时，应及时去医院就诊。一般情况下金属气管外套管或一次性塑料气管套管需每月由专业人员更换1次。

四、膀胱造瘘口的照护

膀胱造瘘，是将尿流改道至下腹部膀胱区，用导尿管从造瘘口插入膀胱，从而引流出尿液。主要用于不能从尿道口自行排出尿液者，如前列腺手术后患者。老人做了膀胱造瘘，家中应常备碘伏、棉签、薄膜手套、集尿袋、脱敏胶布、油纱布、普通无菌纱布等物品。

膀胱造瘘后患者要终身带管，容易对今后生活产生顾虑及悲观情绪，应鼓励保持乐观向上心态，面对现实。家属要多给予一些亲情和耐心，鼓励看报、看电视；鼓励能行走的，在妥善固定好集尿袋后，带管进行户外散步或参加一些有益的健康活动，重新树立生活信心。

（一）造瘘管及集尿袋的维护

（1）要固定好造瘘管及集尿袋，防止牵拉和滑落，保持造瘘管通畅，勿使其扭曲、受压或堵塞。

（2）为防止尿碱沉积堵塞造瘘管，造瘘管一般是每月更换1次。如有血凝块、黏膜碎片阻塞时应及时更换，且一定要由专业人员更换。

（3）使用一次性集尿袋应及时在尿袋下口引流尿液，更换集尿袋时应先引流尿液后换袋。可用别针将集尿袋固定在衣裤上，外出时可将集尿袋装在专用布袋中，放在肥大的裤子内或用肥长外衣遮挡，高度适宜。

（4）集尿袋的更换方法：先将造瘘管前段夹管，然后分离造瘘管与引流管接头，用碘伏棉签消毒造瘘管引流侧末端，接上新的无菌引流管后松开夹管，将集尿袋置于低位置，防止尿液倒流。集尿袋最好每日更换1次，更换时应注意手不可触及引流管无菌接头。

（5）引流尿液方法：将集尿袋下方的排尿口帽轻轻向下旋转，尿液便可排出，集尿袋排空后，将排尿口帽旋回。引流尿液时勿使集尿袋高过造瘘口。造瘘管不宜持续引流尿液，一般2~3小时引流尿液1次，以维持膀胱的正常功能。引流尿液过程中注意观察尿液的颜色、尿量的变化情况。

（二）注意事项

（1）应保持房间清洁，减少造瘘口污染机会。每日定时开窗通风、换气，勤换被服。

（2）鼓励老人勤翻身或多下床活动。变换体位时，应注意使集尿袋的位置低于膀胱，以防止尿液返流，最好是低于造瘘口15厘米以上。

（3）保持造瘘口周围清洁干燥，注意观察造瘘口周围皮肤，如有肿胀、疼痛、脓肿等感染现象时，及时就医。

造瘘口的清洁消毒方法：用碘伏棉签从瘘管口螺旋向外清洁、消毒造瘘口周围皮肤，清除分泌物，外敷油纱布，并用消毒纱布围绕管周覆盖，纱布外使用脱敏胶布粘贴或用腹带固定。一般根据造瘘口干燥程度及形成窦道情况选择消毒和更换敷料次数。开始每周2次或发现敷料有渗液时及时更换，窦道形成且造瘘口无分泌物时每周消毒、更换1次。夏季最好每日更换敷料，其他季节可视情况 增减。

（4）日常尽量不拆卸接口处，以减少感染机会。

（5）鼓励多饮水，每日约2000毫升，以保证足够的尿量，增加膀胱、造瘘管的冲洗次数。

五、人工肛门的照护

人工肛门，是通过手术使大便改道，不再从肛门排出，而是从腹壁造口排出。主要用于肠道疾病或肛门畸形者。人工肛门者，家中应常备乳胶手套、弹性腰带、液体石蜡、1%氧化锌软膏或红霉素软膏等物品。

人工肛门者排便不能随意控制，在饮食、异味处理、造口袋的使用、社交等问题上都受到困扰，有的甚至对生活感到悲观失望。照护者要多关注老人的情绪，多与老人沟通，让老人接受佩戴肛门袋的现实。在进行造口护理时，照护者在旁协助，协助其日常生活和活动，最大限度地给予支持，不嫌弃老人，以消除老人的自卑情绪。活动或外出时，可将肛门袋装在专用布袋中，放在肥大的裤子内或用肥长外衣遮挡，不影响外观。当经过训练能够自主控制排便时，可在排便的间隙，取下肛门袋，逐渐引导老人自我认可，恢复正常生活，参加适量的运动和社交活动。

（1）饮食调理。饮食以八分饱为宜，一般不需忌口，但应注意营养均衡，经常食用蛋白质含量高的食物，如牛奶、瘦肉、鸡肉等；经常食用维生素含量高的食物，如水果、蔬菜等。避免进食粗纤维太多的食物，如空心菜、芹菜等。避免进食易产气或气味大的食物，如洋葱、大蒜、豆类等。避免进食容易导致造口阻塞的食物，如高纤维性食物、种子类食物；忌食生冷、辛辣刺激性食物。每日早晨应喝250~500毫升温开水，以保持大便通畅；多喝脱脂牛奶或酸奶。

（2）定时排便训练。逐步养成定时排便的习惯，从每日数次逐步固定到1~2次。当有便意时不憋忍，可用手在脐周顺时针方向按摩，以促进肠蠕动。平时注意减轻腹压，避免剧烈咳嗽和用力排便。

（3）正确使用人工肛门造口袋。袋口大小要合适，袋口对准造口宜紧，袋囊向下贴放于造口处盛接粪便，并用弹性腰带将肛门粪袋系于腰间（使用一次性肛门粪袋除外）。当造口袋内有1/3排泄物时，须及时更换。取造口袋时，应从上环轻掀起，防止损伤皮肤。先用中性皂液或0.5%氯己定溶液清洁造口周围皮肤，再涂上1%氧化锌软膏，防止皮炎和皮肤糜烂。观察造口周围皮肤有无红、肿、破、溃等现象。可备3~4个造口袋用于更换，使用过的造口袋可用中性清洁剂或清水洗净，也可用先0.5%氯己定溶液浸泡30分钟，擦干或晾干备用。

（4）防止人工肛门口狭窄。可戴上乳胶手套，食指涂上液体石蜡或食用麻油，轻轻伸入人工肛门内，通过狭窄环，然后轻轻转动手指，1~2分钟后退出，每日2次，保持大便如食指粗细为宜。因为成形粪便通过人工肛门时有一定的扩张作用，有防止肛门狭窄的作用，平时应保持大便的形态，尽量不用泻药，如果出现了腹泻，可在医生指导下服用药物止泻。

（5）保持造口周围皮肤清洁干燥。人工肛门周围皮肤会因肠内容物和分泌物污染引起皮肤损伤，每日排便后用浸过温水的小毛巾擦洗干净，禁用粗糙的干纸或布类擦拭。人工肛门基底部可涂1%氧化锌软膏或红霉素软膏保护皮肤。如果人工肛门周围皮肤有红肿，可用热毛巾湿敷。

（6）日常沐浴。一般来说，造口及切口处皮肤完全愈合后就能洗澡，洗澡时去除粪袋，选用无香精的中性沐浴液。洗净后擦干造口周围皮肤，换上干净粪袋即可，要避免盆浴。

（7）日常生活中适当掌握活动量。避免过度活动增加腹压的动作，如剧烈咳嗽、提重物等，防止发生结肠突出。复查的时间一般为3个月1次，若发现造瘘口红肿、疼痛、出血、狭窄等症状，要及时就医。

六、留置输液管道的照护

留置输液管道，是将针管留置在人体大静脉内，便于输液。主要用于需长期输液且外周血管不易穿刺者，可减轻反复穿刺的痛苦。常见留置部位有锁骨下、颈部、手肘部。

（1）对锁骨下留置针应注意穿脱衣服时，不要拉脱，擦洗周边皮肤时不能靠近贴膜，以免贴膜松动、管道脱出，最好穿开襟上衣。如老人较烦躁或不配合时，应使用约束带固定其双手。

（2）对使用静脉留置针的肢体应妥善固定，可将干净长筒丝袜剪出长10~15厘米的一段，套住留置针处。避免被水溅湿，如需要洗脸或洗澡时可用保鲜膜将局部包裹好，严禁盆浴、泡浴。能自主活动、行走的患者，静脉留置针避免保留于下肢，以免因重力作用造成回血，堵塞导管。

（3）尽量减少留置针侧肢体的活动，留置针侧手臂可以做适当运动，如握拳、伸展运动，但严禁拄拐、提重物，亦不能在留置针侧手臂测血压，留置针侧衣袖不宜过紧。

（4）每日注意观察针眼周围皮肤有无红肿、皮疹，有无针管脱出状况，有以上情况应及时就医，并按医务人员要求及时到医院进行管道维护。

七、透析动静脉瘘的照护

透析动静脉瘘，是为透析患者提供长期使用的永久性血管通路，主要用于尿毒症患者。

（1）防止瘘侧肢体受压、提重物、戴手表。不向瘘侧侧卧位，不要将瘘侧肢体放到身体下面或枕头下面；不在瘘侧肢体测血压、输液，防止发生静脉炎；不穿紧袖口上衣；直立时瘘侧肢体可自然弯曲放到腹部；平卧时瘘侧肢体放到身体侧面，可在手掌下面垫一个枕头，使手部高于上臂，手术切口向上；瘘侧肢体不要长时间下垂；注意保暖，不能使用凉水洗手，可以戴手套或护腕，护腕松紧适度，不能过紧，以免压迫内瘘。

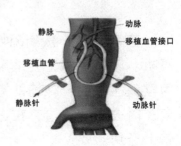

（2）瘘侧肢体适当活动，但

要注意防止外伤；经常活动未造瘘肢体，以促进血液循环。穿刺针眼愈合后可洗澡和从事日常活动，注意防止感染。

（3）内瘘术后1~2周，伤口无渗血、无感染、愈合好的情况下，可做一些健瘘操，如用术侧手捏橡皮球或橡皮圈数次，每次3~5分钟，每日2~3次；每日热敷等。

（4）平时保持手臂清洁。不要太过于干燥，否则易引起瘙痒，秋冬季可以在透析次日涂抹少许护肤品。如果有涂药膏，在透析前一定要洗干净，或者透析前不涂。养成良好的个人卫生习惯，防止皮肤感染，每次透析前用肥皂水或清水洗净瘘侧的肢体。

（5）注意观察造瘘处变化，如果局部有肿胀、淤青或血管变硬状况，可外涂活血化瘀类软膏，或将新鲜的马铃薯洗净、擦干，切成薄片，中央挖一小孔以避开穿刺针眼，将切片紧贴于穿刺部位皮肤，待干燥后随时更换，每日2次，每次30分钟。配合热敷及按摩，可帮助清除局部肿胀。如果出血，立即用纱布或干净毛巾按住针眼，及时就医。

八、家庭用氧的照护

家庭用氧一般有3种提供方式：氧气袋、氧气瓶、制氧机。家庭用氧主要适用于一些慢性缺氧病人，一般只作为家庭急救的一种辅助措施，如果病情严重或急性缺氧，应及时去医院诊治，在送医院途中可将家用氧气袋（瓶）带上备用。

1.氧气袋

氧气袋平时要充满氧气备用，放在阴凉、通风、干燥处保存，避开热源和火种。用后的鼻导管可用清水洗净或用75%医用酒精擦拭消毒。

使用时将充满氧气的氧气袋的橡皮胶管接上消过毒的鼻导管，然后将鼻导管的另一端放入装有冷开水的杯子里，打开开关，若水中有气泡，表明氧气流出通畅，若无气泡则不通畅，需要换鼻导管。在鼻导管插入鼻孔前，用棉签蘸少许冷开水清洗一下鼻孔，然后将鼻导管也蘸些冷开水以作润滑之用，插入鼻孔内。氧气袋可放于老人头下，以头的重量来压迫氧气袋使氧气流出，不能仰卧的老人，头部无法枕在氧气袋上，应挤压氧气袋，或在氧气袋上放置适当重量的物品，以保证氧气流出。

2.氧气瓶

使用时先将湿化瓶装凉开水或生理盐水至1/3~1/2处，接好氧气导管，然后打开氧气瓶阀门，调好流量1~2升/小时（两格），将氧气导管鼻塞插进病人鼻腔。

停止吸氧时先将氧气导管移开再关阀门。

如隔天再次用氧，要更换湿化瓶中的水。当氧气瓶压力表显示瓶内氧气只有0.05~0.1千帕时应及时更换或充满，以防大气进入瓶内。

3.制氧机

（1）严格按使用说明书使用。

（2）制氧机使用时要放置平稳，减少噪声，严禁横放、倒置。

（3）制氧机长时间不用时，要切断电源，倒掉湿化瓶中的水。将制氧机表面擦拭干净，干燥保存。

（4）用制氧机灌氧气袋时要注意：灌满后先拔掉氧气袋上接头，再关制氧机，以免湿化瓶中的水倒流入制氧机，造成机器损坏。

4.家庭用氧要做好"四防"

（1）防震。搬运氧气瓶时应轻拿轻放，避免拖、拉、滑动及摔倒，氧气瓶最好安置在氧气架上，无氧气架时可用皮带把氧气瓶固定好。

（2）防火。有氧气瓶的室内严禁使用明火，避免静电产生；氧疗期间宜穿纯棉质的衣服，避免穿着化纤、丝、毛质等的衣物，以防产生静电；在吸氧期间，室内绝对禁止吸烟，并在吸氧室内贴上"禁止吸烟"字样以引起重视；需长期吸氧者在家中最好备一个灭火器。

（3）防热。氧气瓶应置于阴凉处，与热源如暖气设备的距离不得少于1米，以防氧气受热致使瓶内压力升高而导致爆炸。

（4）防油。输氧装置上的阀门、开关、接口处严禁擦涂油剂，也不可用带油的手拧阀门。氧疗期间，老人鼻腔黏膜干燥、口唇干裂时也不得使用油剂给予涂抹，鼻黏膜干燥时可用红霉素软膏均匀地涂抹于鼻孔内，口唇干裂时可用棉签蘸温水给予湿润，在氧疗期间禁止用酒精为老人按摩及擦浴。因为酒精和油都是易燃物，不能与高浓度的氧气接触。

（文 刘晓霞）

第四章 安全照护

老年人因年老、疾病、伤残等原因导致机体功能出现障碍，丧失了部分或全部生活自理能力，必须依赖他人照护。失能老年人是一个特殊的社会群体，他们易受到意外伤害，因此要高度重视失能老年人的安全照护问题，不断增强照护人员及失能老年人自身的防范意识，提高防护技能；减少或避免危险的因素，减少危险事件的发生。

一、跌倒照护

跌倒是指不能控制或非故意地倒在地上或其他较低平面上。跌倒是老年人最常见的问题之一。据报道，65岁以上的老年人中有1/3每年跌倒1次，并且跌倒的发生率有随年龄增长而上升的趋势。老年人跌倒易造成骨折，在老年人髋关节、骨盆及前臂等部位的骨折中约90%的由跌倒引起。老年人骨折不仅要遭受手术治疗带来的创伤、骨折带来的痛苦，更重要的是很多老年人被迫长期卧床，发生压疮、肺炎、肌萎缩、下肢静脉血栓等并发症，甚至会因此死亡。跌倒不仅对老年人的身体产生伤害，也给其心理带来负面影响，所以应引起我们足够的重视，不仅要了解跌倒后的处理方法，还要知道如何预防跌倒。

（一）发生跌倒怎么办?

老年人跌倒后先保持冷静数分钟，不要着急爬起来。有不少老年人独自在家时跌倒，跌倒后躺在地上起不来，时间超过1小时，称为长躺。长躺对于老年人很危险，能导致虚弱、疾病，还可能导致死亡。对跌倒的恐惧、肌肉损伤、全身疼痛、脱水和体温过低等都可能导致老年人跌倒后的长躺。因此要教会老年人，在无人帮助的情况下，安全起身。

如果是背部先着地，应弯曲双腿，挪动臀部到放有毯子或垫子的椅子或床铺旁，使自己较舒适地平躺，盖好毯子，保持体温，如可能要向他人寻求帮助。休息片刻，等体力准备充分后，尽力使自己向椅子的方向翻转身体，使自己变为俯卧位，双手支撑地面，抬起臀部，弯曲膝关节，然后尽力使自己面向椅子跪立，双手扶住椅面，以椅子为支撑，尽力站起来。休息片刻，恢复部分体力后，打电话寻求帮助，最重要的就是报告自己跌倒了。

如果有旁人在现场，也不要急于挪动或扶起老人，必须先查看跌倒老人的情况，比如看他的呼吸、心率、神志等重要体征情况，再进行处理。注意事项如下所述。

1.对于意识清醒的老人

询问老人跌倒处是否疼痛或肢体能不能活动等情况，如果没有以上情况，可以试着把他扶起来，但是动作一定要慢，也不要用蛮力。如果说有疼痛或者身体活动有障碍，那可能是伤及了骨骼或者神经，如果此时随意搬动可能会造成更大的损伤，故应该小心处理。譬如老人跌伤了手臂，可能发生骨折，老人会感到手掌发麻、手臂疼痛，骨折处还会肿胀、变形等，这时应该先从老人未受伤一侧将其扶起来坐下。

查看是否有伤口及出血，如果有小伤口且出血不多，就用凉开水清洁伤口，用皮肤消毒剂消毒伤口，然后贴创可贴，继续观察。如果伤口较大且出血较多，就先用干净的手帕、毛巾、衣物等包扎止血，并尽快送到医院处理。

如果是摔伤了脊椎，特别是颈椎，盲目搬动老人可能会造成脊髓的损伤，导致瘫痪。所以这时不要随意移动老人，而应立即叫救护车，或找专业急救人员来进行处理和转运。

2.对于意识不清的老人

遇到意识不清的倒地老人，可以先试图叫醒他，同时试探一下老人的呼吸、心跳是否存在。如果老人的呼吸、心跳停止，要立即拨打120求救，同时进行心肺复苏（包括胸外按压、人工呼吸等）。

如果老人摔倒后还伴有呕吐等症状，那一定要把老人的头偏向一侧，以防止误吸呕吐物引发窒息，也可以用手或身边的工具掏出老人口中的呕吐物。

如果老人摔倒后还有抽搐现象，可以用钱包等硬物放在上下牙齿之间防止咬舌，同时要及时呼救，找专业人员处理，千万不要试图用蛮力固定老人抽搐的肢体，以防发生二次损伤。

老人如果有心脏病史，突然倒地并失去意识很可能是心肌梗死，这时也不应随便搬动处理，要立刻拨打120求救或送到医院进行救治。

（二）怎样预防跌倒发生？

减少容易引起跌倒的危险因素，跌倒是可以预防的。

1.针对常见的内在因素而采取的措施

1）预防视觉系统功能减退所致的跌倒

老年人的居室照明应充足，老年人看电视、阅读时间不可过长，避免用眼过度引起视觉疲劳。不要在光线昏暗的房间内久留，外出活动最好在白天进行。视力、听力差的老年人外出一定要有人陪同；白内障、青光眼患者应及时进行治疗。每年接受1次视力、听力检查，注意检查老年人有无耳垢堆积。

2）预防组织灌注不足所致的跌倒

高血压、心律失常、血糖不稳定、直立性低血压可导致头晕、目眩，要帮助老人分析和了解可能的危险因素和发病的前驱症状，掌握发病规律，积极防治可导致跌倒的疾病，如有效控制血压和血糖。老人一旦出现不适症状马上扶其就近坐下或将其搀扶到床上休息。由卧位转为坐位、坐位转为立位时，速度要缓慢，改变体位后先休息1~2分钟。

3）预防肢体协调功能减弱所致的跌倒

对平衡功能差的老人应加强看护，借助合适的器械可部分降低跌倒的危险。指导老人行走时步伐要稳、慢。老人的鞋子要合脚，鞋底要防滑。

4）预防因脑血管意外及神经系统功能减退所致的跌倒

对患脑梗死后遗症、帕金森病、内耳眩晕症及小脑功能不全等平衡功能障碍的老人，日常活动如起步、散步、上厕所及洗澡等时应随时有人照护，以防跌倒。

2.针对常见的外在因素而采取的措施

1）采光

照明开关方便老人触及，室内光线要充足，尤其是浴室、卧室和楼梯处要保证有足够的照明。使用柔和的灯光照明，如加上磨砂灯罩，减少刺眼。装置夜灯，供夜间使用。

2）居室

房间布局简洁，一般有床、柜、桌、椅即可，家具稳固，摆放合理，家具的转角处应尽量用弧形，以免碰伤老人。电话机或呼唤铃应方便易取。老人不要坐折叠椅，尽可能坐有硬背及硬座面的椅子。

3）地面

地面要平坦、干燥、不滑且不随意堆积障碍物，及时清除积水、油渍、香蕉等瓜果皮和其他易滑、易绊障碍物。地板选用防滑地砖或防滑木地板。卫生间洗脸盆、浴缸、坐便器周围及厨房水池附近铺防滑垫。

4）通道

通道地面要平整，清除在室内、外楼梯及通道的杂物，使用鲜艳易见的门槛边，楼梯设置扶手。将拖在地上过长的电线收好，以免绊倒。

5）卫生间

装设高度适宜的坐便器，周围装有扶手和呼唤器。

6）床

床的高度应使老年人坐在床沿时两脚足底全部着地，膝关节呈直角，一般以从床褥表面到地面距离为50厘米为宜，床的上方设有床头灯和呼唤铃，对有意识障碍的老人应加床档。睡觉中翻身幅度较大或身材高大的老人，应在床旁加椅子护挡。

7）衣着

避免穿衣摆过长、会绊脚的长裤及睡袍。走动时应穿合脚的防滑鞋，避免穿易滑拖鞋，切勿仅穿袜子在屋内行走。穿脱袜子、鞋和裤子时应坐着进行。

8）活动

使老人了解自身的健康状况和活动能力，帮他们克服不服老、不愿麻烦别人的心理。听力差、视力差、肢体功能障碍的老人活动时一定要有人在旁扶助或陪伴，遇到危险及时提醒。老人走动前要先站稳再起步。排便、洗热水澡、长时间卧床、蹲位之后起身以及变换体位时（上下床、低头弯腰捡物、转身或上下楼梯）动作要慢，并使用扶手。如需晚上起床上厕所，可使用便壶、便椅等，并在睡前就放在床旁。告诉老人早晨未完全清醒时不要下床活动，起床做到3个"30秒"——睁开眼睛清醒30秒、坐起30秒、扶着床边站立30秒，再行走。避免危险性活动（如站在椅子上取高处物品）。有需要时，老人应佩戴合适的眼镜及使用助行器，教会老人正确使用助行器，助行器的支撑点上加用橡胶或棉布等防滑物。

9）用药

需服用镇静、安眠药的老人，指导其上床后再服药，服用降糖、降压及利尿药物的老人，注意观察用药后的反应。

10）运动锻炼

规律的运动锻炼（特别是平衡训练）可降低10％的跌倒发生率。指导老人选择适合的运动形式，如散步、慢跑、打太极拳等。

二、坠床照护

坠床是指从床上摔倒在地，是失能老年人常面对的问题。

（一）发生坠床怎么办？

老人突然坠床时，切不可急于搀扶，可将其缓缓调整到仰卧位，同时小心地将其头面部偏向一侧。首先要观察老人的表情和神态，如其神志清醒，可询问其坠床的原因，然后给予帮助；如是心绞痛发作，可协助其服下随身携带的急救药品。老人坠床易发生骨折，所以老人坠床后，要判断其是否发生了骨折，发生骨折时也不要急于将其扶起，避免强行扶起或搬动时姿势不当，而使病情加重；如果怀疑有任何部位的骨折，应立即拨打120呼救或送医院救治。如对于头部损伤、有耳鼻出血者，不要用纱布、棉花、手帕去堵塞，否则可导致颅内高压，并继发感染；对于有伤口者，应用洁净毛巾、布单把伤口包好，立即送附近医院诊治。

（二）怎样预防坠床？

告诉老人翻身、起身及下床时速度要慢，睡前避免饮水过多而致夜间多次起床。睡眠中翻身幅度较大或身材高大的老人，应在床旁用椅子当作护挡；如果发现老人睡近床边缘时，要及时护挡，必要时把老人推向床中央，以防坠床摔伤。体弱以及有肢体功能障碍的老人，尽量将尿壶、垃圾桶、便盆以及必要的生活用品放在老人触手可及之处；避免老人在无人陪伴的时候独自下床，必要时需专人陪同如厕。有意识障碍的老年人应加床挡，必要时使用保护性约束工具。劝导老人克服怕麻烦他人或逞强的心理，该寻求帮助时要大胆地、及时地向家属或旁人开口。

三、管道滑脱照护

失能老年人因其自身的特点，往往在家时会带有胃管、尿管等，带管的过程中，如有不慎，就会使放置在体内的管道脱落出来，称为管道滑脱。管道滑脱后，如果不及时处理或处理不当，不仅会影响老人的健康，有时甚至会危及生命。因此照护者要知晓管道滑脱后的应急处理方法。

（一）发生管道滑脱怎么办?

（1）带有静脉置管、气管套管、胃管、尿管或造瘘管的老人，家中最好准备一些无菌纱布、棉签、碘伏、酒精、血管钳、胶布等物品。

（2）当老人带的任何一种管道出现滑脱时，一定不要随意自行插回管道，应立即拨打120寻求帮助，或到最近的医院处理。

（3）发生静脉置管脱落时，应该立即予以多层无菌纱布覆盖穿刺点并加压止血，密切观察老人身体情况变化，必要时拨打120寻求帮助。

（4）如果是要长期带的气管套管脱落，可消毒后重新插上套管并固定，或拨打120寻求帮助，或联系医生，根据老人情况进行处理。

（5）发生尿管或胃管脱落时，应及时到医院重新上管。

（6）发生造瘘管脱落时，应立即用无菌纱布、干净手绢或创可贴包压造瘘口，然后到医院处理。

四、噎呛照护

噎呛是指进餐时食物噎在食管的某一狭窄处，或呛到咽喉部、气管而引起的呛咳、呼吸困难甚至窒息，医学上称为老年性食管运动障碍，民间又称为食噎、噎食。

老年人随着年龄的增加，咽喉黏膜、肌肉退行性变化或神经通路障碍，协调功能不良，防止异物进入气道的反射性动作减弱，容易引起噎呛。噎呛在65岁以上的老年人中发生率较高，且随着年龄的增加风险增高。噎呛致死可发生在任何年龄阶段，但约75%的噎呛发生在老年期，据近年报道，美国每年有4000多人因噎呛猝死，占猝死病因的第6位。有80%的人噎呛发生在家中，情况危急，要分秒必争地进行就地抢救。

噎呛的人常被误认为心绞痛发作而延误最佳抢救时机，所以一定要正确评估、及时判断。噎呛的临床表现大致分为三期。

1.早期表现

进食时突然不能说话、欲说无声，大量食物积存于口腔、咽喉前部，患者面部涨红，并有呛咳反射；如果食物吸入气管，老人感到极度不适，大部分老人常不由自主地一手呈"V"字状紧贴于颈前喉部，并用手指口腔，呼吸困难，甚至出现窒息的痛苦表情。

3. 中期表现

食物堵塞咽喉部或呛入气管，老人出现胸闷、窒息感，食物吐不出，手乱抓，两眼发直。

3. 晚期表现

老人出现满头大汗、面色苍白、口唇发绀、猝倒、意识不清、烦躁不安，则提示食物已误入气管，不及时解除梗阻，可出现大小便失禁、鼻出血、抽搐、昏迷，甚至呼吸、心跳停止。

（一）发生噎呛怎么办？

1. 自救

如果发生噎呛时旁边无人，或身旁即使有人，但老人往往已不能说话呼救，必须迅速利用两三分钟神志尚清醒的时间自救。用腹部冲击法：靠在一张椅子的背部顶端、桌子的边缘或任何钝角物件上，快速挤压腹部，使阻塞物排出。

2. 食物残渣堵在咽喉部危及呼吸时的急救

让老人低头弯腰，照护者可在其肩胛下沿快速连续拍击，使残渣排除。如果仍然不能取出残渣，可用筷子或用光滑的薄木板等撬开患者口腔，插在上下齿之间，或用手巾卷撑开口腔，清理口腔、鼻腔、喉部的食物，以保持呼吸道通畅。

3.清醒状态下噎呛的急救

通常采用海姆利克（Heimlich）急救法（如图），步骤如下：照护者帮助老人站立并站在老人背后，用双手臂由腋下环绕住老人的腰部；一手握拳，将拳头的拇指一侧放在老人的胸廓下段与脐上的腹部部分；用另一手抓住拳头，肘部张开，用快速向上的冲击力挤压老人腹部；反复几次，直至异物吐出。

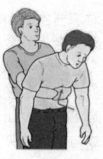

海姆利克急救法

4.无意识状态下噎呛的急救

将患者置仰卧位，肩胛下方垫高，颈部伸直，摸清环状软骨下缘和环状软骨上缘的中间部位，即环甲韧带（在喉结下），稳准地将一个粗针头（12°～18°）刺入气管内，以暂时缓解缺氧状态，争取抢救时间，同时拨打120求救或紧急送往附近的医院处理。

（二）怎样预防噎呛发生？

日常生活中，只要对老人的饮食进行合理地计划和细心地照料，噎呛是可以预防的。

（1）老人食物宜清淡、细软、易消化、易吞咽，以软食、半流质为主。

（2）有吞咽困难的老人食物要切细、煮软，调成糊状。忌食冻样柔软和黏性强的食物，如果冻、汤圆、糍粑、年糕、牛轧糖等；忌食生、硬的食物。

（3）老人进餐时不宜急躁，要细嚼慢咽，小口吞咽。

对冻样柔软和黏性强或较大固体食物要小心进食，带有假牙的老人忌食黏性强的食物。

（4）老人进餐环境应整洁、安静、舒适、安全。食物、餐具放在老人容易取放的位置。老人进食应在安静状态下进行，让老人精力集中，避免在老人进食时与其交谈或与他人谈笑，以免分散老人的注意力，影响吞咽。

（5）进食体位尽量取坐位，上身前倾15°，卧床老人进餐后，不要过早放低床头。

（6）当发生呛咳时要暂停进食，等呼吸完全平稳后再喂食物，频繁呛咳且严重者应停止进食。

五、痰液堵塞照护

痰液堵塞是指痰液堵在口腔或咽喉部，吐又吐不出来，说话声音很低沉。老年人常因咳嗽无力、痰液黏稠易出现痰液堵塞的情况。

（一）发生痰液堵塞怎么办？

（1）戴手套，用手或用工具如木筷子、调羹等，抠出老人口腔及咽喉部的痰液。

（2）叩背排痰。急救者用空心拳，在老人的背部由下至上，由两侧向中间（脊柱）用力叩击，注意与老人的咳嗽动作一致，效果更佳。

（3）简易吸痰器排痰。如果老人家里有干净的软管及大注射器，就可把软管连接在注射器上，将软管一端插入老人口腔深处，吸出痰液。

（4）痰液堵塞严重时，如有吸痰器，应及时吸痰；如果什么都没有，紧急情况下，可以口对口吸出堵在老人喉头的痰液（最好在口与口之间垫一层纱布）。

（二）怎样预防痰液堵塞的发生？

（1）让老人适当多饮水。

（2）让老人侧卧，及时清除其口腔分泌物，取出假牙，勤翻身拍背，尽量助其排痰。

（3）将开水倒入茶杯或装有菊花、胖大海等中药的茶杯中，口对杯吸入热蒸汽。

（4）让老人戒烟戒酒，积极治疗原发病。

（5）注意保暖，避免受凉，以免引起呼吸道感染。

六、呛咳照护

呛咳是指有异物（刺激性气体、水或食物等）进入气管引起咳嗽又突然喷出。喉部有丰富的神经末梢分布，在受到呛水等误入的异物刺激时，则产生防御发射性剧咳，迫使异物排出，起保护下呼吸道的作用。人在吃饭吞咽时，会厌把喉口遮盖住，这时，如果正好要说话，人便会吸气，而食物此时正在喉咽部，极易随空气误入气管，引起剧烈呛咳。失能老人往往吞咽功能下降，稍有不慎，更容易发生呛咳，所以要高度重视这个问题。

（一）发生呛咳怎么办？

（1）鼓励神志清楚者咳嗽、咳痰，并拍背协助其尽快将异物咳出。

（2）迅速撑开老人口腔，用手掏出或用食物钳钳出咽喉壁异物，当老人出现窒息或意识障碍，不能自行咳出异物时，应立即拨打120求救；在救护人员来之前，如果家中有吸痰器，应立即用吸痰器吸出老人口、鼻腔及气道内的分泌物或食物碎屑。

（3）冲击法：使老人呈仰卧位，用双手在剑突下向上用力施压；若为坐位或立位，施救者在老人身后用双手或其他硬物顶于剑突下，向上猛然冲击，这种方法利于胸腔里的气流压力把堵在咽喉气管的食团冲出来。

（4）体位引流法：将老人置于头低45°~90°的体位，使吸入的食物、胃内容物顺体位流出来；在进行体位引流时，轻拍老人双侧背部，自下向上促使气管内异物排出。

（5）老人突然呼吸停止，应用立即拨打120求救或联系最近的医疗服务部门来进行处理。

（6）必要时就近送医院行气管插管或切开气管进行吸引，使呼吸道堵塞物得到迅速、彻底地清除。

（二）怎样预防呛咳发生？

1.进食准备

（1）进食的体位。老人坐直，头稍前屈，以使食物顺利从咽部进入食管。需要喂食的老人取坐位，照护者位于老人头偏向的一侧喂食，以利于食物向舌部运送，减少反流和误吸。卧床老人床头要抬高30~80厘米，头稍前屈，偏向一侧。

（2）食物的质地。饮食应细软，必要时给予半流质或冻状、糊状物质；也可将增稠剂或勾芡加入水或汤中，增加液体食物的浓稠度，使其变得浓稠一点，降低液体食物的流速，避免太快流入呼吸道。菜肴不宜含坚硬骨刺、枣核。不能吃粉状食物。

进食时要集中注意力，不要催促，切忌边吃边说话，思想分散。

2.进食方法

（1）轻度吞咽障碍的老人，能咀嚼但不能用舌向口腔深处送食物，所以照护者要用汤匙将少量食物（10~15毫升）送至舌根处，嘱老人咽下。

（2）中度吞咽障碍的老人，先试喂1小匙（5~10毫升）温开水，如吞咽顺利，再喂1/4匙稠粥，指导老人用舌搅拌后吞咽，确认口腔内无食物后再喂下一口，入口量酌情增加至1小匙，喂食时间不少于30分钟，少量多餐，不宜过饱。如进食过程中出现呛咳、呼吸急促，则应立即停止喂食，并进行叩背和吸引。进食后如出现呕吐，则使老人的头偏向一侧，并及时清理呕吐物。

（3）重度吞咽障碍的老人，极易发生误吸甚至窒息，所以不要擅自经口喂食，应尽早到医院上胃管行鼻饲。

老人每次进餐后及早晚均应漱口并饮温开水，因为食物反流、口腔卫生较差等原因，会导致食物残渣潴留发酵、腐败而致咽部水肿充血，加重吞咽困难。

3.进食速度

告知老人吃饭时要细嚼慢咽、小口吞咽，不要囫囵吞枣及匆忙进餐。每一口多吞咽几次，吞完后看一下其喉咙，确保吞咽干净后再吃或喂下一口，避免食物残留。老人不要用吸管喝水或汤。

4.服药时

（1）一次只吃1片药。先用温开水湿润喉咙，然后每次1片，及时用温开水送服，吞咽时动作不要过快，应缓慢吞下。

（2）送服水量要适宜。用温开水服药，水量一般建议为100~200毫升。干吞或用水太少容易造成药片黏在食道上，服药后也不要喝太多水。

（3）服药时应专心。不要在服药的同时做其他事情或者说话。

（4）因疾病原因而致吞咽功能受影响的老人，可在咨询医师或药师后，将药嚼碎或研碎，用水溶解后服用。需要注意的是，缓释片等特殊剂型不宜随意掰开、研碎服用，否则药效会受影响。

（5）发生呛咳时，要立即停止服药，缓慢呼吸，让患者坐直并用力拍打其背部，必要时到医院检查处理。

5.吞咽功能训练

吞咽功能训练是指通过改善生理功能来提高吞咽的安全性和有效性的训练。

指导老人伸舌舔上下唇及左右口角或进行咀嚼动作以锻炼舌肌、咀嚼肌。

（1）假声练习。发"一"的声音，慢慢提高音调，音调升到越高越好，直到最高音，维持高音5秒，重复8次。

（2）门德尔松吞咽训练。训练时先让老人空吞咽或吞咽口水数次，然后让老人在吞咽时舌抵住硬腭，屏住呼吸，维持喉部抬升数秒，然后再吞咽。此训练每日2次，每次需完成吞咽动作15~20个。

（3）口颜面肌肉放松训练。主要采用按摩、牵拉等手法沿口轮匝肌方向进行被动活动，以缓解肌肉的紧张，降低肌张力，改善肌肉的活动能力。联合使用音乐疗法，即教老人唱歌，通过歌唱的方式，促进面部肌肉的活动，达到降低张力、改善活动能力的作用。一般每日2次，每次15分钟，其中被动活动5分钟，唱歌10分钟。

（4）唇舌运动训练。一般采用主动训练方式进行，唇活动包括鼓腮、撅唇、吹口哨及双唇夹物训练；舌运动包括左右顶腮、舌伸展回缩、伸舌够物（上、下、左、右）及舌抗阻力训练。如果老人唇舌肌张力增加明显，主动活动困难，则需配合使用被动活动，即被动的唇舌肌牵拉、按摩运动。此训练每日2次，每次10分钟。

（5）冰刺激训练。采用冰棍（筷子上缠无菌纱布，充分浸水后冷冻而成，使用前首先打磨平滑，避免冰尖刺伤皮肤）对口轮匝肌、唇、舌等进行刺激，促进肌肉的敏感性，改善肌肉运动能力。而咽喉壁、软腭等部位的黏膜相对娇嫩，使用冰棍刺激容易引起损伤，故另外采用软毛刷蘸冰水进行刺激，提高咽部和软腭的活动能力。此训练每日2次，每次10分钟。

（6）抬头训练。目的是提高食管上段括约肌开放的时间和宽度，促进吞咽后因食管上段括约肌开放不全而引起的咽部残留食物的清除。

6.心理安慰

有的老人常因进食困难、呛咳而产生焦虑、急躁、悲观情绪，因此照护者在老人进食或进行进食训练时，态度要温和，要有耐心，多安慰鼓励老人，调动老人的主观能动性，帮助老人树立生活和康复的信心。

七、烫伤照护

（一）发生烫伤怎么办？

居家烫伤多见由热水、热汤、热油等热性液体或热性蒸汽引起的高热烫伤，和由于皮肤长时间接触高于体温的低热物体所造成的低温烫伤。低温烫伤常见于使用热水袋、电热毯或热敷散等引起。

老年人因皮肤感觉迟钝，痛、温觉减弱；视觉障碍，动作迟缓；味觉迟钝；记忆力下降等原因，使用取暖用具时，不注意照护的话，比较容易出现烫伤。

（1）如果发现烫伤，迅速脱离致热源。

（2）如果被热水、热汤、热油烫伤，应该尽快将烫伤处置于冷水中浸泡，然后再用烫伤药膏涂患处；如果被烫伤处起水疱，可在水疱上涂烫伤药膏，注意不要弄破水疱，如果水疱较大或破裂，应尽量避免伤口感染，最好到医院处理。

（3）如在使用热水袋、电热毯等过程中发现皮肤发白或者发红，最好到医院就诊，以免烫伤创面进一步加深。

（二）怎样预防烫伤发生？

（1）正确使用热水袋。在使用前应先检查有无橡胶老化及渗漏，以防使用过程中发生爆裂；避免热水袋直接接触皮肤，要用毛巾包裹隔热；热水袋的水温不要太高，以不超过50℃或不烫手为准；装水不要太满，约70%的水量即可，并赶尽袋内的空气；装水后不要挤压热水袋，注意拧紧塞子，防止水流出来；使用热水袋取暖的时间不能过长，特别是对于偏瘫和有表达功能障碍的老人，最好是在睡觉前放在被子里先暖被窝，睡觉时取出来，尽量避免将热水袋整夜置于被窝内；使用热水袋时要随时观察保暖部位有无发红和起水疱。

（2）使用电热毯时，设置温度不要过高，不要整夜使用。最好是在睡觉前1~2小时打开电热毯开关，使被窝变暖和，在老人睡觉时关闭电热毯开关。

（3）为老人洗脸、洗脚、擦澡时，一定要控制水温，水温一定要控制在40℃左右，并根据老年人个体差异调节水温，有截瘫或糖尿病的老年人洗脚时应用温度计测量水温，水温应低于37℃。如果条件不具备时，照护者要先试温度，可将手放入水中5分钟以上，无烫感则可以洗，不可直接将热水用到老年人身上。洗脚的时间不宜过长，一般以10~20分钟为宜。

（4）拔罐、艾灸时，身边要有人照看，注意掌握距离、时间和温度，防止因与皮肤间距太近、使用时间过长或温度过高导致皮肤烫伤。

（5）对有意识障碍或肢体麻痹的老人，禁用热水袋、电热毯之类的取暖设备。

（6）热水瓶放置在老人不易触摸到的地方。

（7）老人卧室内尽量不使用蚊香，必须使用时需用蚊香专用器具放在安全的地方。

（8）食用热汤时温度要适宜，必要时要提醒老人，引起其注意。

（9）老人应避免使用电器，如电饭煲、电炒锅等。如必须使用时，要反复告知使用注意事项，并定期检查电器是否完好。

八、过敏照护

过敏简单地说就是对某种物质过度敏感，当你吃下、摸到或吸入某种物质的时候，身体会产生过度的反应，导致这种反应的物质就是所谓的"过敏原"。过敏的表现常为颜面、颈部出现轻度的红斑、水肿，隆起或伴有少数米粒大的红色水肿性小丘疹；有的表现为眼周或颈部红斑，水肿不明显；有的类似湿疹，表面轻度粗厚，有细薄脱屑，常伴有瘙痒。食物过敏时，表现可以是多种多样的，皮疹最为常见，多发生在脸部、口周，表现为红斑，躯干部也较多见，或伴有瘙痒；药物过敏时，表现为皮肤红斑、紫癜、水泡及表皮松懈、瘙痒疼痛，有时还会伴随低热。

（一）发生食物或药物过敏怎么办？

（1）出现食物或药物过敏的情况后，必须立即停止食用或使用过敏的食物及药物，并记住这些过敏的食物和药物，避免再次食用或使用。过敏症状较轻时，可局部涂抹抗过敏药膏，并注意观察。过敏严重者应及时就医处理。

（2）过敏期间，停用所有化妆品。

（3）过敏皮肤瘙痒时注意不要抓挠，防止损伤皮肤。

（4）过敏期间吃清淡、易消化、含维生素丰富的食物，不吃辛辣食物、海鲜及发物。

（二）怎样预防过敏的发生？

（1）预防过敏，关键是寻找过敏原，找到后记录下来，并避免再次接触和使用。

（2）过敏体质的老人，平时饮食上宜清淡，禁食海鲜及辛辣刺激食物。

（3）失能老人在家服用的药物，应该是经药师鉴定合格且是正规药厂出品的药物，不应胡乱买药，更不应网购药物。药物尽量按医嘱使用，避免在家里注射，可显著减少过敏反应的发生。

（4）凡曾引起过敏的食物或药品，照护者要做到心中有数，不得再次让老人食用或使用。

九、食物中毒照护

（一）发生食物中毒怎么办？

食物中毒是食用了被细菌性或化学性毒物污染的食物，或误食了本身有毒的食物。最常见的一种是细菌性食物中毒，多是因为餐具不干净或食物腐败变质，细菌大量滋生，人吃了以后就会上吐下泻，严重的还会导致中毒性休克，危及生命；另一种是化学品误服，如把亚硝酸盐当作食盐、把农药当料酒误食等。老人一旦发生食物中毒，千万不能惊慌失措，应冷静地找出中毒的原因，针对引起中毒的食物以及食用时间的长短，及时采取应急措施。

1.催吐

食用时间在1~2小时内，如果老人清醒着，可将手指或圆钝的勺柄放入老人的舌根部位，刺激其咽喉引发呕吐，达到催吐目的。一般来说，吐一次胃里的东西就清理得差不多了；如果老人已经昏迷，不能配合，千万不要催吐，因为呕吐物有可能被吸入气道，造成窒息。老人呕吐时要注意以下事项。

（1）为防止呕吐物堵塞气道引起窒息，应让老人侧卧，便于吐出。

（2）在呕吐中，不要让老人喝水或吃食物，在呕吐停止后可给其补充水分。

（3）用塑料袋留好呕吐物，带着去医院检查，有助于诊断。

（4）如腹痛剧烈，取仰睡姿势并双膝屈曲，有助于缓解腹肌紧张。

（5）腹部盖毯子保暖。

（6）当出现脸色发青、冒冷汗、脉搏虚弱时，要马上送医院，谨防休克。

2.导泻

食用食物时间较长，超过2小时，如果老人精神较好，则可服用一些泻药，促使中毒食物尽快排出体外。对于体质较好者，用番泻叶15克一次煎服或用开水冲服，能达到导泻的目的。有的中毒者自然地出现腹泻，腹泻是人体自行清理有毒物质的保护性反应，但是如果腹泻剧烈，导致体液过度丢失，会使得血容量下降，引发休克，可以让腹泻者喝一些温的淡盐水，以补充血容量。

3.解毒

若是吃了变质的鱼、虾、蟹等引起的食物中毒，可取食醋100毫升加水200毫升，稀释后一次服下；若是误食了变质的饮料或防腐剂，最好的急救方法是喝鲜牛奶或其他含蛋白质的饮料；对于误服了酸、碱等腐蚀性化学品的中毒者，可以喂食富含蛋白质的食物，如牛奶、豆浆、蛋清等，使其生成凝固性物质，以此减弱有毒物质对人体的危害。

无论哪种中毒，发现中毒后必须先拨打120求救，再对患者实施简单的救助。

（二）怎样预防食物中毒？

认真学习食品卫生知识，掌握一些预防方法，提高卫生意识，把控好食物的选择、储存、制作、食用关，就能最大限度地降低食物中毒的风险，从而预防食物中毒。

（1）选择新鲜和安全的食品。购买食品时，要注意查看是否腐败、变质，尤其是小食品，不要只看其花花绿绿的诱人外表，要查看其生产日期、保质期，看是否有厂名、厂址、生产许可证号等标识。不能买过期食品和没有厂名、厂址的产品，否则，一旦出现质量问题就无法追究。不到没有食品卫生许可证的小摊贩处购买食物。

（2）果蔬在食用前要彻底清洁。生吃果蔬要洗净，果蔬在生长过程中不仅会沾染病菌、病毒、寄生虫卵，还有残留的农药、杀虫剂等，如果不清洗干净，不仅可能染上疾病，还可能造成中毒。

（3）尽量不吃剩饭菜。如需食用，应彻底加热。剩饭菜，剩的甜点、牛奶等都是细菌的良好培养基，不彻底加热会引起细菌性食物中毒。

（4）需加热的食物要加热彻底。如菜豆和豆浆含有皂苷等毒素，不彻底加热会引起中毒。

（5）生、熟食品应分开放置。切过生食的菜刀、菜板不能用来切熟食。

（6）不食用病死的禽畜肉；不吃毒蘑菇；不吃发芽土豆和皮肉已青紫的土豆；不生吃海鲜、河鲜及肉类等；不吃变质、腐烂的食品；不吃霉变的粮食、甘蔗、花生米（粒上有霉点），其中的曲霉毒素会引起中毒。

（7）饮用符合卫生标准的饮用水。最好是喝白开水，不喝生水或不洁净的水。

（8）警惕误食有毒、有害物质引起中毒。如装有消毒剂、杀虫剂或鼠药的容器用后一定要妥善处理，防止用来喝水或误用而引起中毒。

（9）养成良好的卫生习惯。饭前便后要洗手。不良的个人卫生习惯会把致病菌从人体带到食物上去，比如说，手上沾有致病菌再去拿食物，食用后就会引发细菌性食物中毒。

十、防走失照护

走失是指在日常生活中老人不能确认自己的位置，不能找到目的地或起始地点而迷途不返或下落不明的行为。近年来老人走失行为的发生率呈上升趋势，容易发生走失的老人多患有阿尔茨海默病（俗称老年痴呆），记忆力差、无意识走失、不能辨别方向是该病的主要特征。老人走失的后果往往是严重的，这些不良后果主要包括跌倒、车祸、受伤，甚至死亡等。预防老人走失有以下措施。

（1）照护者平时多关爱、关心老人，不要刺激老人，让老人舒适地生活。①日常生活尽量简单化、有规律，避免增加不良刺激；②对老人不能做的事应及时提供帮助，不要勉强其做能力达不到的事；③居所固定对老人非常重要，最好让他们生活在自己家里，避免频繁换住所；④安排适当的活动，让老人经常活动可以减轻老人的无聊感，分散其注意力；⑤经常播放一些老人喜欢的音乐，让老人处于一个轻松愉快的环境中。

（2）在老人的衣袋内放置一张身份卡片，上面写清楚姓名、家庭住址、联系电话等。

（3）不要让年纪大的老人独自外出，也尽量不要带老人到人多或交通比较复杂的场所。

（4）要多给老人拍照片，万一走失，可以向警方提供近照。

（5）一旦发现老人对周围的事物失去兴趣、易发脾气，要多陪伴并注意观察，或带老人到医院检查。

（6）为老人佩戴防走失智能手环或在老人身上放一个体积很小的定位器，在子女（监护人）的手机上安装定位器软件，在软件上可以实时地看到老人的位置。当老人遭遇突发事件（摔倒、突发疾病、迷路等）时，按下定位器上的报警键，就可以把老人当前位置传送到子女（监护人）手机上，以便及时救援。

十一、心脏骤停照护

心脏骤停是指各种原因引起的心脏突然停止跳动，有效泵血功能消失，引起全身严重缺氧、缺血，表现为摸不到大动脉搏动和心音消失，继之意识丧失，呼吸停止，瞳孔散大，若不及时抢救可引起死亡。一般认为，心脏停搏5~10秒可出现眩晕或晕厥，超过15秒可出现晕厥和抽搐，超过20秒可出现昏迷；若心脏停搏超过5分钟，可造成大脑严重损伤或死亡，即使复跳也往往会有不同程度的后遗症。因此，心脏骤停是最危重的急症，必须争分夺秒地积极抢救。

发现老人心脏骤停时应该怎么办？

心脏骤停发生后最主要的抢救措施是及时正确地进行胸外心脏按压和人工呼吸。

（1）立即拨打120求救。

（2）在医务人员到来之前，立即进行胸外心脏按压，这是现场抢救最基本的首选方法，必须立即进行。首先判断老人有无呼吸和心跳，手触颈动脉看有无搏动，若无，让其仰卧，身体无扭曲，睡在硬地上或在背部垫一块木板，解开衣领和衣扣，暴露胸腹部，松开裤带，将一只手掌的根部放在老人的胸骨体的中下1/3交界处，另一只手平行重叠在此手背上，十指交扣，只以掌根部接触按压部，双臂位于老人的胸骨正上方，两肘关节伸直，使肩、肘、腕在一条直线上，并与身体垂直，利用上身重量垂直向下按压，按压时，使胸骨下陷5厘米，然后放松，但掌根不离开胸壁。每分钟按压至少100次，按压不要随意间断和停止。

（3）胸外心脏按压的同时进行人工呼吸，可提高抢救成功率。人工呼吸有口对口吹气和口对鼻吹气两种方式，在施行前首先要保持呼吸道通畅，老人仰卧，双肩垫高，清理口中分泌物及假牙。然后操作者用一只手托起老人下颌使其头部后仰，另一只手捏紧老人鼻孔，深吸一口气，紧贴老人口部用力吹入，使老人胸廓扩张，吹毕立即松开鼻孔，让胸廓及肺部自行回缩而将气排出，如此反复进行，每分钟吹气16～18次。若口对口吹气效果欠佳，应迅速改为口对鼻吹气，向鼻吹气时将其口闭住，此法尤适用于牙关紧闭者。

（4）若现场只有一个抢救者，则可做胸外心脏按压30次，然后口对口或口对鼻吹气2次，反复循环进行。如果有两个抢救者，则一个负责胸外心脏按压，另一个负责口对口或口对鼻吹气，两者要紧密配合。若患者面色转为红润，有眼球活动，有自主呼吸，心跳恢复，瞳孔由大变小，说明复苏有效，可以停止抢教，立即送往医院。

十二、紧急呼救照护

意外事件发生时，除了现场应急自救外，及时、正确地呼救是很重要和关键的。正确的呼救方法需要平时对相关知识进行学习。

意外事件发生时，怎样正确呼救？

全国统一的紧急报警电话有公安110、火警119、医疗救护120，可在任何地域免费直接拨打（投币、磁卡电话则不用投币和插磁卡），各报警服务台统一受理危急求助报警。110、119、120报警电话是应急服务的特种专用电话，必须在遇到紧急情况时拨打，不能随意拨打报警电话，更不能用报警电话玩笑取闹。

1.拨打110报警电话

拨通110报警电话后，经确认，应立即讲清案发、灾害事故或求助的确切地址，简要说明情况。如报案，说明案件性质、作案人数、交通和作案工具等情况；如报灾害事故，说清灾害事故性质、范围和破坏程度等情况；如报求助，说清事由。应保证个人电话的畅通，以便与公安机关保持联系。如歹徒正在行凶，报警时应注意隐蔽，保证个人安全。

2.拨打119报警电话

拨通119报警电话后，经确认，立即准确报出失火的地址（区、街、巷、路）、门牌号，说不清楚时，应说明周围的明显建筑物或道路标志；简要说明引起火灾的原因及范围，以便消防人员采取相应的灭火措施；尽量清楚地回答接警员的询问。

3.拨打120急救电话

拨通120急救电话后，经接警员确认，应立即准确说出需救助者的地址（区、街、巷、路）、门牌号（说不清楚时，应说明周围的明显建筑物或道路标志）、年龄、性别和病情，以便于救护人员迅速赶到救护现场，争取抢救时间。求救者应随时保持与救护车的联系。电话挂断后，老人的家属或陪伴者（有几个人在家时）可在路口等待、引导救护车。

4.发简易求救信号

当遭遇险情又无通信工具时，应及时施放简易求救信号。

（1）声音求救信号。当遇到危难时，可用大声喊叫、吹哨子或敲脸盆等方法，向周围发出求救信号。

（2）光线求救信号。当遇到危难时，可用手电筒、镜子反射太阳光等方法，不间断闪烁，发出求救信号。

（3）抛掷软物求救信号。当在高层建筑里遇到危难时，可抛掷枕头、毛巾、塑料空瓶等软物，向地面发出求救信号。

（文 张泓）

第五章　心理照护

一、与失能老年人沟通的方式与技巧

（1）营造良好的交谈氛围，采用理想的沟通距离，对于听力下降的老人，以再靠近一点，视线与老人相平。语速放缓，语调柔和。

（2）语言上，使用敬语问候老人，使老人感到被尊重。语言简练、具体，便于老人理解。避免长句、复杂句，音量、语速适中，言语轻柔，便于老人听见，避免老人受惊，避免老人感到被命令。

（3）选择合适老人的话题，真诚的鼓励与赞扬可以使交谈顺利进行。不要随意打断老人的陈述；保持中立，按照自身的价值观来判断对方的言行。遇到老人重复一件事情时，可让老人喝杯水，顺势引开话题。

（4）与有听力障碍的老人交谈时，可以鼓励老人戴上助听器，并加强眼神交流中肢体语言的表达。与有视力障碍的老人交谈则应加强语言方面的回应频率。适当地使用肢体语言，如拍拍老人的肩背、握住老人的手，但不要随意触碰老人

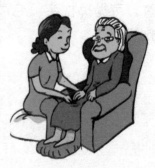

的头部。

（5）与老人保持的距离要合适，既让老人清楚地看到你、清晰地听到你的声音，又不使老人有压迫感。

（6）多站在老人的角度理解他们的言行。谈话中，多赞成，少反对；多询问，少主张；多倾听，少插嘴。

（7）交谈过程中，要始终保持真诚、认真的态度，让老人感受到自己的话对别人来说很重要，自己的存在是有价值的、受到尊重的。

二、失能老年人自尊心的照护

心理学家说，自尊是一种相信自身存在价值的能力。自尊受挫或自尊不强，就有可能产生自卑、消沉、沮丧，以至丧失自信心。失能老年人自尊心往往更强，千万伤不得。照护老人可以从以下几个方面着手。

（1）为老人的生活制订合理的计划，满足其精神需求。根据老人的兴趣爱好，多为老人提供一些日常文体活动，如陪同老人下棋、玩扑克牌等，让老人感受到有人陪同、有人关心，生活不无聊。

（2）给老人创造展示特长的机会，增强老人的自我成就感。家人聚会时，鼓励老人展示自己的才艺，如绘画、练习书法、表演戏曲等，并给老人足够的赞赏和认同。

（3）家人应和老人多谈心，多陪伴老人，要让老人有归属感，感受到家的温暖。

（4）尊重老年人的生活习惯和价值观念，营造和谐的家庭氛围。老人大多比较念旧，还保持比较传统的思想，应该对其表示理解和尊重。

（5）不和老人较真，更不能恶语相向。老人有时会絮絮叨叨，要有耐心，不反驳，不顶撞。

（6）站在老人的角度去思考和理解，不直接去揭穿。老人常因年岁已高，手脚不利索，觉得不能帮家中分担责任，认为自己是家里的累赘。长期有这样的消极思想，容易使老人变得沉默，性格孤僻，照护者应该在日常生活中多留意和关心老人，对于老人偶尔的无理取闹，应该多理解，多包容。

（7）老人坚持或能做的事情，尽量让他们尝试自己去做，照护者可以适当协助。

三、老年人焦虑时的照护

焦虑是由紧张、焦急、忧虑、担心和恐惧等感受交织而成的一种复杂的情绪反应。它可以在人遭受挫折时出现，也可能没有明显的诱因却发生，即在缺乏充分客观根据的情况下出现某些情绪紊乱。焦虑总是与精神打击以及即将来临的、可能造成的威胁或危险相联系，主观上感到紧张、不愉快，甚至痛苦和难以自制，并伴有植物性神经系统功能的变化或失调。焦虑主要表现为紧张、担心、坐立不安、心悸、手抖、出汗、尿频等。老人出现焦虑时的照护方法有以下几种。

（1）让老人经常参加一些户外的集体活动，晒太阳、看风景、与其他老人聊天等。

（2）老年人焦虑时要学会自我疏导。轻微焦虑的消除主要依靠个人。老人出现焦虑时，要意识到自己这是焦虑心理，要正视它，不用自认为合理的其他理由来掩饰它的存在，要引导老人想一些开心的事。

（3）老年人专心作画写字，有利于心绪的稳定。平时沉默寡言的老人各自作画，画好之后可以开展评比，老人的焦虑心情被驱散，自然就会开口说话；老人一笔一画地写一定数量的美术字，写好后进行评比，优胜者有奖励。

（4）治疗老年人焦虑时要有一个良好的心态。让老人保持心理稳定，不可大喜大悲，凡事想得开。

（5）按医嘱给予老人适当的药物治疗。

四、老年人多疑时的照护

多疑主要表现为疑神疑鬼的消极心态，把生活中发生的无关事件凑合在一起，或无中生有地制造出某些事件，误解为都对自己有敌意等。老人有多疑倾向时，照护方法如下所述。

（1）家人应该多关心探望老人，报喜不报忧，多说说自己好的方面，陪老人聊聊天，让他们感受到关心、温暖。

（2）鼓励老人活动自身的关节、肌肉。松弛肌肉有利于消除老人多虑的情绪，缓解老人的压力。

（3）多接收一些正确的信息，多接触一些美好的事物，有利于消除老人的负面情绪，开阔老人的思维，引导老人积极的思路走向。

（4）理解老人的表现，不与老人计较，理解老人的痛苦，不做过多的解释，让老人将情绪发泄完。

（5）做好居家安全防范，让老人在视线范围内活动，防止老人有自残行为，严重的要到医院就诊。

五、老年人抑郁时的照护

老年抑郁症是指在老年期（≥60岁）出现以持久的心境恶劣、情绪低落、抑郁为主要临床表现的一组精神障碍，包括原发性抑郁（青年或成年期发病，老年期复发）和老年期出现的各种继发性抑郁。后者是老年人最常见的一种精神障碍，大多数患者在病前都可找到促发本病的应激事件，如因退休而失去地位、社会交往减少、经济困难、躯体疾病、伤残、丧偶或离婚等。抑郁症会造成很大的痛苦，并影响日常活动。据世界卫生组织统计，一般有7%的老年人会出现单相抑郁症，该病占到60岁以上老人残疾总量（残疾调整生命年）的1.6%。

老年人出现抑郁时应做以下照护。

（1）预防意外。老年抑郁症患者更容易出现轻生的念头，因此照护老年抑郁症患者时，应密切注意老人平时的言谈、行为，切不可疏忽大意。

（2）转移注意力。鼓励患者做一些平时感兴趣的事来转移其注意力，使之逐渐忘却不愉快的事情，心情逐渐开朗起来。

（3）饮食禁忌。照护老年抑郁症患者时，在饮食上应注意营养均衡，以老人喜好为主。照护者要注意让老人多饮水、忌烟酒、避免辛辣刺激食物，密切观察患者对食物和水分的摄取情况，观察、记录患者的排便情况。

（4）生活照顾。这是老年抑郁症照护的基础工作。老年抑郁症患者应有专人照护，总之24小时都不应离人。

（5）坚持服药。这是老年抑郁症照护的最重要部分。照护者应严格遵照医嘱让老人服药，不可随意增减药物，更不可因药物不良反应而中途停服，以免治疗前功尽弃，有情况及时到医院就诊。

（6）心灵沟通。老年抑郁症照护不单是对老年人生活上的照顾，还应包括对老年人心理上的支持、理解和鼓励。平时应多与患者沟通，从老人微小的情绪变化上发现其心理的矛盾、冲突等，并进行鼓励和开解，帮助老人树立治愈的信心。

六、老年人固执时的照护

老年人固执主要表现在不管别人怎么说，仍坚持自己的想法，只相信自己，不相信别人。老年人固执时，照护方法有以下几种。

（1）转移老人的注意力。多带老人出去走走转转，多与人聊天，无论是闲谈还是讨论，沟通是释放固执思想的最好渠道。

（2）站在老人的角度考虑问题。切不可粗暴处理，要耐心地倾听他们的诉说。在了解老人心理的基础上，耐心地正面说理，找出他们固执的原因，给他们提出建议，使他们自觉、自愿地放弃固执，不再坚持那些不合实际的看法或做法。

（3）重视老人的精神健康。多与他们聊天，聊点新鲜事，让他们知道外面的事情，打开他们的眼界。对老人多加体谅，多点关心。平时陪他们聊天、看电视，条件允许时还可带他们一起去户外散心。

（4）鼓励老人多接触新鲜事物，摆脱旧的思想。如果可能，鼓励他们做一些力所能及的事，让他们感觉自己对社会、对家庭仍然有贡献，这样会增强他们对生活的信心和热情，使他们的晚年生活更充实。

七、老年人失眠时的照护

失眠指入睡困难、睡眠中间易醒及早醒、睡眠质量低下、睡眠时间明显减少，严重的患者甚至彻夜不眠等。长期失眠易引起心烦意乱、疲乏无力，甚至头痛、多梦、多汗、记忆力减退，还可引发一系列的临床症状，并诱发一些心身性疾病。老年人失眠后可按如下方法照护。

（1）规定作息时间。对有失眠症状的老人，在平时生活中不妨摸索着建立一个属于他自己的生物钟时间。根据身体的需要建立生物钟时间，对失眠老人来说是非常有必要的，不仅可以有效地改善失眠等问题，同时还可以起到养生保健的功效。

（2）饮食调理。有失眠等症状的老年人在日常饮食中还应该注意以清淡、滋补为原则，除此之外在平时生活中还应该尽量避免抽烟、喝酒，也不要喝浓茶或咖啡。

（3）睡前的准备工作。用热水泡脚，使身心得到放松；喝杯热牛奶，排小便，有助于快速入眠。

（4）舒适的环境。舒适的环境也有利于促进睡眠，一定要注意保持卧室亮度适宜、空气流通、温度适宜，还应避免出现各种噪声，必要时可以戴上眼罩，同时保证床上的被褥清洁、柔软。

（5）如需服药方可睡眠，一定要按医嘱服药，不能任意增减药物剂量。

八、老年人孤独寂寞时的照护

老年人孤独寂寞主要表现为很少说出内心的感受，心情沉重、压抑，吃不香，睡不着，疲惫、乏力，感觉生活无聊。老年人有这种表现时，可按以下方法照护。

（1）保持充足的睡眠，睡眠是最好的纠治方法。卧室布置为暖色调，有助于改善情绪。

（2）为老人选择适当的衣服，有改善情绪的功效。称心的衣着可松弛神经，给人一种舒适的感受。

（3）让老人发泄自己的情绪，耐心倾听，不要厌烦。

（4）体育锻炼能使人体产生一系列的化学变化，进而使人产生心理变化，较适宜老人的运动项目有户外散步、打太极拳等。能自主活动的老人，可根据其健康状况、兴趣爱好选择活动项目，如棋牌、书画、阅读、朗诵、声乐、健身拳操等都是不错的选择。时间和强度要适当，达到怡情养性、锻炼修身的目的就好，切忌劳心伤身。

（5）坐轮椅、需有人搀扶或使用拐杖行走的老人，应经常陪伴其到外面走走，如到附近的公园散步，鼓励老人与其他同龄人聊天、下棋等。

（6）对长期卧床的老人，在进行床上锻炼的间隙，可根据老人身体状况及其喜好，买报纸、书籍或打开电视给老人看，也可以跟老人聊天或请与老人要好的朋友来家里做客，帮老人解闷。

（7）给老人吃富含维生素B的食物，有助于改善情绪，如全麦面包、蔬菜、鸡蛋等。

（8）鼓励家人常回家看看，主动关心老人，同时教会老人自我排解寂寞，不过分依赖他人。

九、老年人自卑时的照护

老年人自卑主要表现为不愿与人交往，对生活失去信心，认为自己各个方面不如别人，是家人的负担，对任何事情都不感兴趣。老年人自卑时有如下照护方法。

（1）鼓励老人正确面对现实，关心体贴老人，态度要和气。

（2）要站在老人角度了解他们的需求，体谅老人的苦处，耐心倾听老人的诉说。

（3）教会老人一些生活小技能，增强老人的信心，使其获得快乐，从自卑中走出来。

（4）多让老人与他人接触，多夸奖老人，使老人找回自己生活的动力和方向。

十、老年人不配合进食或服药时的照护

老人不正常进食或服药，有时还乱扔食物、药物等，遇到这种情况时，有以下照护方法。

（1）与老人正确地沟通，给予老人积极向上的正面力量与心理支持，让老人对自己的病情有正确的认知。

（2）营造良好的进餐环境，调整食物的整体色调来提高食物的品质。在食物中增加一些香味剂，刺激老人味蕾，增加老人的食欲，同时注意饮食搭配，做到色、香、味俱全。

（3）有沮丧、压迫感和厌食等心理障碍的老人，安排其与多人一起用餐，搞活气氛，进而改变老人心情，增加食欲。

（4）注意口腔卫生，坚持饭后漱口、早晚刷牙，及时清除牙缝的食物残渣，防止细菌生长致使口腔发炎。

（5）少量多餐，老人活动少，不要一次进食太多，容易引起消化不良，让老人害怕下次进食。

（6）适当使用开胃剂，如用乌梅、山楂泡水喝，必要时在医生指导下口服健胃消食类药物。

（7）多关心、配合老人，顺从老人，对老人耐心讲解服药的好处，给予积极的心理辅导。

（8）老人随着年龄的上升，也有小朋友的心理，抵抗吃药只是希望得到更多的理解与照顾。要用心去哄，必要时可以把药物混在食物中，一起服用。

（9）切忌强行喂食或恐吓老人吃饭，切忌捏住老人鼻子强行喂药，以免发生呛咳误吸。

（文 刘晓霞）

第六章　常见症状照护

排便是人体的正常功能，从大肠排出废物的过程称为排便。一般成人每日1~3次到每周3次排便。成人每日排便超过3次或每周少于3次，应视为排便异常，如便秘、腹泻、排便失禁。

一、便秘照护

便秘指排便次数减少，粪便干硬和（或）排出困难。排便次数减少指每周排便少于3次。

（一）便秘怎样照护？

对于发生便秘的老年人做以下照护。

（1）调整饮食，多饮水。增加含纤维素多的食物，可每日食用香蕉或饮蜂蜜水。

（2）帮助老人养成定时排便的习惯，并提供舒适的排便环境。

（3）体力允许时，指导老人进行适当的活动，对于卧床的老人可进行被动活动。如腹部按摩，以肚脐为中心，用手顺时针或逆时针方向按摩腹部，每次5~15分钟，每日起床前和入睡前进行。

（4）以上措施无效时，应及时就诊，遵照医嘱给予轻泻剂和软化剂。使用开塞露或肥皂条辅助排便时，让老人处于侧卧位，铺一次性中单或者塑料布，塑料布上铺卫生纸。首先将开塞露挤出少许或以肥皂条涂抹肛门，再轻轻挤入开塞露或插入肥皂条。尽量保留几分钟，再排便。注意肥皂条尽量细、软。

（5）若老人感觉大便堵塞肛门，照护者可以用手辅助排便，戴一次性手套，准备植物油或者肥皂水，用一只食指涂抹植物油或者肥皂水，轻轻进入肛门，破碎粪块，掏出大便。注意要修剪指甲，动作轻柔，避免损伤直肠黏膜；若老人感觉心悸、头昏须立即停止。

（二）怎样预防便秘发生？

（1）养成每日定时或随时排便的习惯。粪便存留在直肠内就会对直肠壁产生一定压力，当压力达到一定程度时就会产生便意。当便意到来时若未能及时排便，久而久之，直肠对这种压力的敏感性就会下降，引起便秘。因此，老年人养成每日定时或随时排便的习惯，对预防便秘十分重要。

（2）合理饮食。饮食与便秘的关系十分密切，老年人应适当地增加流质及含纤维素较多的食物。含纤维素多的食物，水果有枣、苹果、鸭梨、桑葚、樱桃等；蔬菜有笋、花菜、菠菜、南瓜、芹菜、白菜等；菌类有香菇、银耳、木耳等；坚果有黑芝麻、松子、杏仁等；另外，各种粗粮的纤维素含量也较多。多饮水，尤其是早晨喝一杯温白开水，可有效地预防便秘。

（3）腹部按摩。加强腹肌锻炼，每日顺时针或逆时针方向按摩腹部，增加肠蠕动，促进排便。

（4）心理安抚。可带老人进行适当的室外活动、与其他老人聊天等。鼓励老人保持乐观情绪，消除紧张因素，克服焦虑。

二、腹泻照护

腹泻指排便次数多于平日频率，频繁排出液体或不成形的大便。主要表现有腹痛、疲乏、恶心、呕吐、排便不受控制等。

（一）腹泻怎样照护？

对于发生腹泻的老年人做以下照护。

（1）鼓励老人多饮温开水，饮食注意清淡少油，给予流食或半流食（如稠米汤、白粥、清汤面），避免进食油腻、高蛋白和刺激性食物，严重腹泻且原因不明时暂时禁吃任何食物。

（2）卧床休息，注意腹部保暖，以减少肠蠕动，减轻腹痛。

（3）及时清理排出的粪便，给予温水清洗，并及时更换脏衣物，保持肛门附近皮肤的清洁干燥。

（4）观察腹泻的情况，如排便的颜色、形状、次数，有无红、白冻子等。若发现排便次数每日超过5次或者大便中有红、白冻子，要及时就医，找出腹泻的病因，积极治疗。

（二）怎样预防腹泻发生？

（1）注意饮用水卫生，饮用水要煮沸后静置几分钟再饮用。

（2）讲究食品卫生。食物要生熟分开，避免交叉污染。吃剩的食物应及时储存在冰箱内，但储存时间不宜过长，食用前要加热，以热透为准。老人尽量不吃生、半生、酒泡、醋泡或盐腌后直接食用的食物；尽量少食用易带致病菌的食物，如螺蛳、贝壳、螃蟹等水产品，食用时要煮透蒸熟；凉拌菜也少食，凉拌时要加点醋和蒜。

（3）注意手部卫生。饭前、便后要洗手。要保持环境清洁，定期灭蝇、灭蟑。

（4）家中若有人腹泻应注意避免与老人接触，特别是不要共用餐具。

（5）使用留置胃管的老人，要定期更换胃管，注意保持饮食和各种加工饮食工具的卫生。

三、失禁照护

（一）尿失禁怎样照护？

尿失禁是指由于膀胱括约肌的损伤或神经功能性障碍而丧失排尿自控的能力，使尿液不能自行控制而自尿道口溢出或流出的状态。尿失禁分为暂时性尿失禁和已经形成的尿失禁。尿失禁是老年人最常见的疾病，女性的发病率高于男性。

对于尿失禁的老年人，应当做以下照护。

（1）修改老人的服装以方便排尿，需要时使用尿不湿或者尿布垫；男性可使用外用集尿袋或者保鲜袋套在阴茎上收集尿液。

（2）及时更换尿不湿或者尿布垫、集尿袋，并清洗、涂搓爽身粉，保持老人会阴部皮肤的清洁、干燥。

（3）若老人有留置尿管，每日要清洗会阴部，并注意放置尿管，不要置于皮肤表面。同时尿袋固定于床旁，低于床的高度，尿袋积满2/3要及时倾倒。

（二）如何进行膀胱功能康复训练？

膀胱功能训练是针对膀胱尿道功能障碍所采取的各种恢复性康复措施，目的是保护上尿道功能，改善控尿和排尿，提高生活质量，预防各种并发症。膀胱功能障碍分为不同类型，有压力性尿失禁、急迫性尿失禁、反射性尿失禁、尿潴留。每一种类型的膀胱功能失调因其表现形式不同，训练方法也不尽相同。照护者可在医务人员指导下学习训练方法。

（1）盆底肌肉训练。嘱患者在不收缩下肢、腹部及臀部肌肉的情况下自主收缩耻骨、尾骨周围的肌肉（会阴及肛门括约肌）。每次收缩维持10秒，重复做10次为1组，每日做3组。这种训练可以减少漏尿的发生，适用于压力性尿失禁的患者。

（2）尿意习惯训练。训练应在特定的时间进行，如餐前30分钟、晨起或睡前。主要方法：鼓励老人定时如厕排尿，白天每3小时排尿1次，夜间排尿2次，可结合患者具体情况进行调整。这种训练同样可以减少尿失禁的发生，并能逐渐帮助患者建立良好的排尿习惯，适用于急迫性尿失禁的患者。

（3）排尿习惯训练。指导老人脱裤、抬高臀部，然后垫单、放便盆，用听流水、热敷（5~10分钟，热敷前检查温度，防止烫伤）、冲洗会阴的方法诱导排尿。排大便时，可以用开塞露塞肛，促进排尿。

（4）反射性排尿。定时对老人的排尿扳机点（排尿感觉的触发点）进行不同方法的刺激，促进排尿功能的恢复，如轻轻叩击耻骨上区、牵拉阴毛、摩擦大腿内侧、捏掐腹股沟、听流水声等辅助措施。叩击时以手腕的力量，用指腹轻轻叩击耻骨上区和大腿内上1/3部位，每分钟50~100次，每次叩击2~3分钟。这种训练适用于反射性尿失禁的患者。

（5）屏气法。老人采取坐位，身体前倾腹部放松，训练收缩腹肌，从而增加膀胱及骨盆底部的压力，促使尿液排泄。这种训练适用于尿潴留导致的充盈性尿失禁患者。

（6）手压法。双手拇指置于髂嵴处，其余手指放在下腹部膀胱区，用力向盆腔压迫，帮助排尿；也可用单拳代替手指加压，但不可过度用力。这种训练适用于尿潴留的患者。

（三）大便失禁怎样照护？

大便失禁或称肛门失禁是指每日2次或2次以上不能随

意控制的排便和排气，它是各种原因引起的具有多种病理生理、基础的一种临床症状，老年人的发生率约为1%。一般女性多于男性。对干便和稀便都不能控制，称完全失禁；能够控制干便，不能控制稀便和气体，称不完全失禁。排便是复杂而又协调的反射性动作，是在内脏植物神经和大脑中枢神经双重支配下完成的反射活动。

对于大便失禁的老年人，应当做以下照护。

（1）观察排便的情况，建立一个排便时间表，掌握排便规律，定时给予接便。

（2）使用适当的辅助或尿布垫以减少污染衣裤和床铺。

（3）失禁后立即清洗，更换干净衣裤、床单，肛周涂植物油或者扑爽身粉，保持肛周皮肤的清洁、干燥。

（4）处理大便时，照护者应保持平静、耐心，语言和行为充满关爱，以免伤害老人的自尊心。

（四）如何进行肠道功能康复训练？

便秘和失禁是肠道功能障碍的表现，主要由脊髓损伤引起。进行肠道功能训练，能够帮助老人建立排便规律、掌握适合自己的排便动作，能够控制本身的生理状况，增强独立性，维持最佳的卫生状况，提升老人的健康感，提高生活质量。

（1）腹部按摩。在肚脐周围，用单手或双手食指、中指和无名指自右沿结肠解剖位置由下往上按摩，力度适宜。

（2）盆底肌训练。指导做屈膝、屈髋动作，慢慢抬高臀部，在不收缩臀大肌、下肢、腹部情况下，收缩肛门，保持5~10秒，放下臀部，休息5秒，重复抬高臀部，收缩肛门动作10次。

四、发热照护

正常人体温在一定范围内相对稳定，在病理的情况下，其变化极其敏感。常以口腔、直肠、腋窝等处的温度来代表体温。而居家老人采用腋下温度测量方法更方便、安全。一般而言，当腋下温度超过37℃或者口腔温度超过37.3℃，一昼夜体温波动在1℃以上可称为发热。

成人体温平均值及正常值

部位	平均温度	正常范围
腋温	36.5℃	36.0~37.0℃
口温	37.0℃	36.3~37.2℃
肛温	37.5℃	36.5~37.7℃

（一）发热怎样照护？

对于发热的老年人，做如下照护。

（1）体温高于正常值就要及时就医，并按医嘱服用药物。

（2）高热老人应该卧床休息，减少活动，减少消耗和热量产生。多饮水（比平时饮水量多），可选用糖盐水、淡茶水、水果汁（如西瓜汁、梨汁、橙汁、橘汁等），忌饮用啤酒、浓茶、咖啡。

（3）室内要安静，定时开窗，通风换气，夏天可使用风扇或者空调，风扇不要对着老人吹，空调温度不宜过低，要使室温尽量降低。

（4）高热时用冷水或温水浸湿毛巾敷额部，具体做法：脸盆内盛冷水或温水半盆，毛巾浸湿，绞至半干，敷于额部，频繁更换。

可温水擦浴，具体做法：脸盆内盛温水半盆，毛巾浸湿，绞至半干，擦拭老人腋窝、肘窝、腹股沟、腘窝。不能擦心前区、腹部、后颈。

若老人畏寒或寒战，则不使用冷敷和温水擦浴方法。

（5）高热患者能量消耗大，消化能力差，如不是消化道疾病所引起的发热则不必禁食。食物要易消化有营养，可以选用粥、牛奶、豆浆、麦片、蛋花、藕粉等。发热患者口苦，有时不喜甜食，可以选用鱼片汤、肉末粥、肉末挂面。高热期不必勉强进食，因可能诱发恶心呕吐。退热之后，食欲恢复时要增加营养，少食多餐，促进恢复。

（6）应着棉质、宽松衣裤。退热过程常伴有大量出汗，要及时用干毛巾擦拭，及时更换衣服，防止着凉、感冒。同时要刷牙或者勤漱口。

（7）要有人在旁看护，观察病情变化和给予心理安慰都是十分必要的。

（二）常用的退热方法有哪些？

当发热超过38℃时，最好到医院检查、治疗，确认病因。在家可采取物理降温措施，如冷敷头部、温水擦浴。

五、咳嗽、咳痰照护

咳嗽本质上是人体的一种保护性反射活动，是因咳嗽感受器受刺激引起的一种突然的、爆发性的呼吸运动，以清除气道分泌物。

咳痰是借助支气管黏膜上皮的纤毛运动、支气管平滑肌的收缩及咳嗽反射，将呼吸道分泌物经口腔排出体外的动作。

（一）怎样协助老人有效咳嗽、咳痰？

（1）对于神志清楚并能咳嗽的老人，协助其咳嗽、咳痰的方法：取老人觉得舒服的体位，先让老人行5~6次深呼吸，于深呼吸末保持张口状，连续咳嗽数次，将痰咳至咽部，再用力咳嗽将痰排出。

（2）对于久病体弱、长期卧床、排痰无力的老人，协助其咳嗽、咳痰的方法：老人取侧卧位，照护者五指并拢，掌指关节屈曲，指腹及大小鱼际肌着力，腕关节用力，由下至上，由边缘至中间，有节律地叩拍老人背部，边拍边鼓励老人咳嗽。拍打过程中，如有不适感，应停止拍打。

（二）痰液黏稠时怎样照护？

痰液黏稠的老年人应及时就诊，遵医嘱服用祛痰药或雾化吸入稀释痰液。雾化吸入治疗最好在医院进行，以防止痰堵，发生窒息危险。照护痰液黏稠的居家老年人有以下方法。

（1）按时服药，按医嘱服用祛痰、化痰药。

（2）多饮温开水，或每日服用雪梨煮冰糖水。

（3）卧位时头偏向一侧。使用有效的咳嗽、咳痰方法协助老人排痰。

（4）家中最好使用空气雾化湿化机，保持室内环境湿润，避免干燥。

六、皮肤照护

皮肤是身体面积最大的器官，由表皮、真皮及皮下组织组成。皮肤新陈代谢迅速，其代谢产物如皮脂、汗液及表皮碎屑等与外界细菌和尘埃结合形成污垢，黏附于皮肤表面，如不及时清理，会降低皮肤抵抗力，以致破坏皮肤的屏障作用，成为细菌入侵门户，引起各种感染。

（一）皮肤瘙痒时怎样照护？

老人皮肤瘙痒应及时就医，寻找病因，积极治疗原发病。尽量不用手挠痒，夜间可给老人带薄手套，防止抓伤皮肤。皮肤保护措施有以下方式。

（1）减少洗澡次数。过勤洗澡容易造成皮脂腺分泌的油脂减少，皮肤失去滋润而干燥、粗糙，引起瘙痒，一般每周洗浴1次，同时水温不宜过高，洗浴时不用或者使用少量的中性沐浴液或香皂，浴后涂润肤油保护皮肤。

（2）穿柔软、宽松，棉、麻、丝质的内衣裤，并勤换洗。

（3）戒烟酒以及辛辣等的刺激性食物。

（4）夏天开空调时和冬天开暖气时，在室内放置一盆水。

（二）会阴部出现湿疹怎样照护？

（1）注意会阴部的卫生，每日用软毛巾蘸温水轻轻擦洗会阴部，不能用过热的水或肥皂，身体情况允许可淋浴冲洗。

（2）不要穿紧身衣裤及化纤织物衣裤，要尽量穿棉、丝质内裤。

（3）湿疹瘙痒时不要用力挠抓，以免抓破皮肤引起感染，可通过聊天、听音乐、看电视等分散注意力。夜间可给老人戴薄手套，防止抓伤皮肤。

（4）戒烟，忌酒，少喝浓茶，不吃辛辣刺激性食物。多吃新鲜蔬菜、水果。

（5）若是大小便失禁老人，失禁后及时清洗、处理衣物，保持会阴部清洁、干燥。

（6）及时就医，遵医嘱用药。

（三）糖尿病足老人怎样照护？

糖尿病足是指下肢远端神经异常和不同程度的周围血管病变相关的足部感染、溃疡和（或）深部组织破坏。糖尿病足是糖尿病患者截肢、致残的主要原因之一，所以对糖尿病足老人的照护非常重要。

（1）足部观察与检查。对有糖尿病的老人，照护者每日检查老人的双足1次，查看老人足部的皮肤有没有红肿、青紫，询问老人有没麻木、疼痛感。检查老人脚指甲、脚趾间、足底部皮肤有没有鸡眼、水疱、破皮等，有问题及时到医院接受专业治疗。

（2）保持足部清洁，避免感染。给老人勤换鞋袜，每日清洗足部1次，每次10分钟左右，水温适宜，用前试试水温，不能烫脚。洗完后用柔软的浅色毛巾（方便观察）擦干，尤其是脚趾间。皮肤干燥的老人洗完后可涂抹羊毛脂，但不能常用，以免皮肤过度变软，皮肤更易损伤。

（3）预防外伤。不要让老人赤脚走路，以免刺伤。外出时不宜穿拖鞋，以免踢伤。选择轻软、透气性好、前端宽大、圆头、有带子的鞋子，鞋底要平、厚。如买新鞋最好在下午买，需穿袜试穿，新鞋第一次穿20~30分钟，之后再逐渐增加穿鞋的时间。穿鞋前应检查鞋子里面，清除异物，保持里衬的平整。袜子最好选择浅色、弹性好、吸汗、透气及散热性好的棉毛质地，大小适中，不粗糙，无破洞。对于视力不好的老人，照护者应帮助其修剪脚指甲，指甲修剪与脚趾平齐，并要锉圆边缘尖锐部分。冬天不要使用热水袋、电热毯或烤灯保暖，谨防烫伤，同时应注意预防冻伤。夏天注意避免蚊虫叮咬。

（4）促进肢体血液循环。要经常鼓励老人多步行或做一些腿部运动，禁止盘腿坐或跷二郎腿。

（5）积极控制血糖，发生糖尿病足都与血糖有关，应从源头出发，积极控制血糖。同时吸烟能促进足部破损的发生，要说服老人戒烟。

七、压疮照护

压疮也称为压力性溃疡，是机体局部组织长期受压产生血液循环障碍，持续缺血、缺氧、营养不良，致使皮肤和皮下组织失去正常功能而引起的软组织破溃和坏死。

压疮好发于受压和缺乏脂肪组织保护、无肌肉包裹或肌层较薄的骨隆突处，并与卧位有密切的关系。仰卧位时，好发于枕骨粗隆、肩胛骨、肘部、骶尾部及足跟处；侧卧位时，好发于耳郭、肩峰、肋骨、髋骨、股骨粗隆、膝关节内外侧、内外踝处；俯卧位时，好发于面颊、耳郭、肩峰、女性乳房、肋缘突出处、男性生殖器、髂前上棘、膝部、足趾等处；坐位时，好发于坐骨结节、肩胛骨、足跟等处。

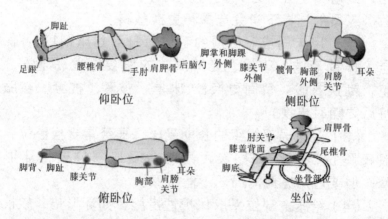

仰卧位

侧卧位

俯卧位

坐位

（1）如身体局部皮肤出现压之不褪色的红斑，与周围皮肤界限清晰，并伴有红、肿、热、痛或麻木，此为Ⅰ期压疮，此期压疮为可逆性改变，如及时采取措施（注意充血的局部不能按摩），解除局部压力，压疮的发展可以被阻止。

（2）如身体局部皮肤出现充血性水疱或浅表性溃疡，此为Ⅱ期压疮，出现此期压疮需要在医务人员的指导下进行局部处理，选择合适的敷料，解除局部压力，防止溃疡面扩大和加深。

（3）如身体局部皮肤缺损深及皮下组织，出现腐肉，但骨骼、肌腱或肌肉尚没有暴露，此为Ⅲ期压疮。

（4）如全层皮肤组织缺损，伴有骨骼、肌腱或肌肉外露，则为Ⅳ期压疮，出现Ⅲ、Ⅳ期压疮需要到医院进行处理和治疗。

（一）发生压疮后怎样照护？

（1）发生压疮后，应尽快去医院治疗，争取早日愈合，或者请专业护理人员到家里给予处理，同时照护者在医务人员的指导下学会选择和更换敷料。

（2）用床刷或者微湿的毛巾每日清扫床铺1次，保持老人床铺清洁、干燥、无碎屑。衣服要舒适、干燥、平整，勤换衣服。每周更换1次床单、被套、枕套。被服弄脏后要随时更换。

（3）避免局部组织的长期受压，要经常更换卧位，一般每隔1~2小时翻身1次，同时对受压部位进行环形按摩，但要注意充血的局部不能按摩。

（4）给压疮部位采取保护性措施，如环形垫、软枕等保护性用具，防止压疮继续受压，床垫可为软床垫、气垫床等。

（5）加强营养摄入，特别要注意补充蛋白质，以增加抵抗力，促进伤口的愈合。

（6）鼓励轻度失能的老人多活动，对不愿活动的老年人应协助其活动，避免长时间卧床。

（二）怎样预防压疮的发生？

（1）鼓励并协助长期卧床老人经常翻身变换体位，1~2小时1次，可间歇性解除局部压迫，注意翻身时将老人身体抬起，避免推拽、摩擦，瘫痪一侧肢体受压时间尽量缩短，半卧位或坐位时间每次缩短至30分钟内。变换体位的同时，需观察受压部位的皮肤状况，特别是骶尾部和足部。

（2）使用防压用具，如可使用气垫床、泡沫敷料和软枕。泡沫敷料贴在骨骼突出处。软枕放置要求：①平卧位时，肩关节、肘关节、脚后跟放置软枕；②侧卧位时，受压侧肩关节、肘关节、髋关节、膝关节、踝关节、两膝关节之间放置软枕，胸前放一软枕，胳膊舒适地放在上面；侧卧位时应保持床与人背部的夹角小于40°，这种侧卧倾斜体位可消除大转子及骶骨部位的局部压力；③坐位时臀部下面、两足底放置软枕；④半卧位时，骶尾部放置一软枕，以缓冲重力的压迫。还应注意给予小海绵垫保护耳郭。

（3）帮助老人翻身同时给予适当按摩，重点按摩受压部位。用手掌大、小鱼际肌按摩受压部位，按摩时间和用力要适度，以促进局部皮肤的血液循环。

（4）保护皮肤，皮肤和床铺要保持清洁、干燥。长期卧床老人每周更换被褥，勤换衣服，若大小便浸湿，随时更换。每日用扫床刷或毛巾清扫床铺，床铺、衣物要清洁、干燥、平整、无渣屑。使用一次性棉质尿垫、尿裤的老人，要及时更换、清洗皮肤，擦洗时动作要轻柔，避免使用刺激性强的清洁用品，清洗后局部涂抹爽身粉和润肤油。如发现局部皮肤出现压之不褪色的红斑，并伴有红、肿、热、痛或麻木时，立即解除局部的压力。

（5）加强营养，改善机体营养状况，给予富含优质蛋白质、维生素的食物和充足的水。营养丰富、易消化的合理膳食可以有效地改善机体的营养状况。

（6）鼓励老人多活动，对不愿活动的老人应协助其活动，避免其长时间卧床。

八、疼痛照护

疼痛是一种令人不愉快的感觉和情绪上的感受，伴随着现有的或潜在的组织损伤。疼痛是人体最强烈的应急因素之一，是机体对有害刺激的一种保护性防御反应，具有保护和防御功能。

疼痛对个体的影响主要表现有抑郁、焦虑、愤怒、恐惧、血压升高、心率增快、呼吸频率增快等。

1.疼痛分级

世界卫生组织将疼痛等级分为以下五级。

（1）0度：不痛。

（2）I度：轻度痛。为间歇痛，可不用药。

（3）II度：中度痛。为持续痛，影响休息，需用止痛药。

（4）III度：重度痛。为持续痛，不用药不能缓解疼痛。

（5）IV度：严重痛。为持续剧痛伴血压、脉搏等变化。

2.疼痛评估方法

（1）数字评定法：用数字0～10代替文字来表示疼痛程度（如下图）。

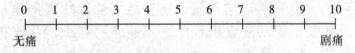

3.面部表情疼痛评定法（如下图）

| 0 | 2 | 4 | 6 | 8 | 10 |
| 无痛 | 有点痛 | 轻微疼痛 | 疼痛明显 | 疼痛严重 | 剧烈痛 |

4.疼痛的照护原则

（1）首先应找出引起疼痛的原因，设法减少和消除疼痛。外伤引起的疼痛，应及时给予止血、包扎、固定、处理伤口等；胸腹部手术后，因咳嗽引起的伤口疼痛，应指导或协助老人在咳嗽时用手按压伤口部位后再咳嗽，并给予止咳化痰药物；癌症疼痛，按医嘱要求用药，不能"痛了就吃，不痛就不吃"。

（2）应用适当的方法缓解或解除疼痛。药物止痛是最基本的也是最常用的方法，若是腹痛原因不明，不能用止痛药。不论是口服还是皮肤、直肠给药，都要按医嘱用药，并观察用药后的反应及效果。物理止痛常用冷敷、热敷、理疗、按摩、推拿等，一般高热老人、有出血倾向疾病及肺结核老人禁用物理止痛；恶性肿瘤患者慎用物理止痛；空腹、餐后30分钟内、过度劳累也不用物理止痛。

（3）给予心理疏导和安慰。告知老人疼痛就说出来，家人给予安慰、贴心的照护。指导老人客观描述疼痛的感受和评价止痛效果。可以通过听音乐、看电视剧、聊天、讲故事等方式转移其注意力。

（4）提供舒适的环境，使老人感觉舒适、情绪平和。

（一）头痛、头晕如何照护？

（1）发生头痛、头晕时，老年人应该立即停止活动，卧床休息或者坐位休息，避免因为头痛、头晕导致跌倒。

（2）照护者应根据老人病史，判断头痛、头晕原因。若家里有血糖仪，立即测量血糖，若是低血糖，立即给予糖水、饼干等食物。若家里有血压计，立即测量血压，若血压高于正常值，有高血压病史，立即口服降压药，不能缓解应立即送到医院治疗；若血压低于正常值，让老人仰卧或坐位休息，过15~30分钟再次测量，若不能缓解应立即送到医院治疗。

（3）若休息后头痛、头晕不缓解，照护者根据病史判断也不能找到原因时，应及时送到医院治疗。

（4）老人发生头痛、头晕时，照护者应守护老人，安慰、关爱老人。

（二）关节痛如何照护？

（1）有关节痛病史的老人，照护者应遵医嘱正确用药，并观察药物疗效及副作用，有异常情况及时咨询医生。

（2）不管是外伤、风湿还是关节退行性病变，急性期内要绝对卧床休息，尽量减少关节活动，减轻关节负重，避免过度劳累。

（3）若是痛风引起的关节痛，饮食易清淡、易消化，忌辛辣、刺激、酸性的食物，多饮水以促进尿酸排泄。禁食或少食的食物有动物内脏、海产品、菇类、豆制品等。要戒烟、戒酒。

（4）若是风湿引起的关节痛，注意关节的保暖，可佩戴护膝。特别是季节变换和降温时，要及时添加衣物，保护关节不能受凉。

（5）若是关节退行性病变引起的关节痛，要注意制动，少行走，少运动，少磨损关节，必要时使用助行器协助行动。

（6）不明原因的关节痛应及时就医。

（三）腹痛如何照护？

（1）腹痛按起病急缓、病程长短分为急性与慢性腹痛。急性腹痛多由腹腔脏器的急性炎症、扭转或破裂，空腔脏器梗阻或扩张，腹腔内血管堵塞等引起；慢性腹痛多由腹腔脏器的慢性炎症、腹腔脏器包膜的张力增加、消化性溃疡、胃肠神经功能紊乱、肿瘤压迫及浸润等引起。

（2）急性剧烈腹痛的老人应卧床休息，协助其取适当的体位。老人烦躁不安，应采取防护措施或专人守护，防止坠床等意外发生。

（3）仔细观察腹痛时有无恶心、呕吐、腹泻、呕血、便血、血尿、发热等症状。腹痛原因不明时，不能给予热敷和止痛药。

（4）给予腹部保暖，饮适量热水。如不能缓解，送到医院进一步观察治疗。

九、抽搐照护

抽搐是不随意运动的表现，是神经－肌肉疾病的病理现象，表现为横纹肌的不随意收缩。

临床上常见的抽搐有惊厥、强直性痉挛、肌阵挛、震颤、舞蹈样动作、手足徐动、扭转痉挛、肌束颤动、习惯性抽搐。常见于脑系疾病、传染病、中毒、头颅内伤、厥病类疾病、破伤风、狂犬病等病症。

症状有很多表现形式，主要有发热、便秘、腹胀、斑疹、烦躁、断烦失眠，兼抽搐频作、牙关紧闭、角弓反张、全身痉挛、上下肢抽动等。

老年人突发抽搐时，可做以下照护。

（1）扶老人卧床或者就地平躺，松解衣扣，头偏向一侧，取出活动假牙，用纱布或毛巾包住手指，用食指和中指及时清除口腔污物或浓痰，保持呼吸道通畅。同时要加盖衣物，注意保暖。

（2）将勺子、筷子或毛巾卷塞入上下齿之间，以防止咬伤舌头。

（3）抽搐停止后，将头部转向一侧，让唾液和呕吐物流出，清除口腔分泌物，防止窒息。

（4）严重抽搐时，不可按压肢体，老年人的肢体比较脆弱，要防止发生骨折。

（5）若是首次发生抽搐，按上面处理后及时呼叫120求救或就近送医院。

十、咯血照护

咯血是指喉及喉以下呼吸道、肺组织的血管破裂导致的出血并经咳嗽动作从口腔排出。咯血主要是由呼吸系统疾病引起的。

老年人突发咯血时，可做以下照护。

（1）咯血时应卧床休息，头偏向一侧，尽量减少翻动。

（2）家中有氧气时给予高流量（4~6升/分钟）的氧气吸入。

（3）咯血时，家人应该守护在身旁，缓和老人的紧张、焦虑和不安情绪，让老人全身放松，尽量将血轻轻地咳出，不宜屏气。若老人虚弱无力咳出，用纱布或毛巾包住手指，用食指、中指伸入老人口中，掏出血块或积血。咯血停止后，让老人漱口并清理被污染的环境和用具，以减少对老人的不良刺激。

（4）若送往医院，在途中应使老人取头低足高俯卧位，若口、鼻、咽部有血块，应迅速掏出，并轻拍背部，促进气管内淤血排出。

（5）大量咯血者暂时禁食，小量咯血者可进少量温凉、清淡的饮食；多饮水，饮用水不宜过热，温凉为宜。

（6）平时多食富含纤维素的食物，以保持大便通畅，避免排便时腹压增加而引起再度咯血。

十一、晕厥照护

老年人突发晕厥时，可做以下照护。

（1）老人晕厥时，立即安置仰卧位，头偏向一侧，口腔内若有异物，用纱布或毛巾包住手指，用食指和中指清除口腔异物，保持呼吸道通畅，注意取出活动假牙，防止误入气管。

（2）未弄清原因前暂不搬动老人，取毛毯或被子垫于其身下，以助其保暖，防止着凉。

（3）根据晕厥时间初步判断原因。若是进食时晕倒，判断有无食物噎呛，处理方式见前面的"噎呛照护"。若是早餐后晕倒，测量血压，判断是否可能由高血压或低血压导致。

（4）家中若备有血压计、血糖仪，应立即为老人测量血压、血糖。若血压很高（成人正常血压：舒张压为60~90毫米汞柱，收缩压为90~140毫米汞柱），呼唤老人，判断其意识，看老人胸部是否有起伏，用食指和中指并拢放鼻孔处判断呼吸，及时拨打120求助或送医院；若血压偏低，血糖低于正常值（正常情况下的空腹血糖为3.9~6.0毫摩尔/升），立即给老人喂食糖水，观察有无缓解，若有缓解则继续给予进食，若无缓解则及时拨打120求助或送医院。

（5）家中有氧气的可给予吸氧。

（文 钱新毅）

第七章 常见疾病照护

一、低血糖照护

低血糖是指成年人空腹血糖值低于2.8毫摩尔/升。空腹血糖值正常范围是 3.9~6.1毫摩尔/升；餐后2小时血糖值范围为7.8~11.1毫摩尔/升，则为糖耐量降低。餐后正常血糖值：餐后2小时正常血糖范围为 3.9~7.8毫摩尔/升，高于11.1毫摩尔/升时诊断为糖尿病。糖尿病患者血糖值低于3.9毫摩尔/升即可诊断为低血糖。低血糖症是一组多种病因引起的以静脉血浆葡萄糖（简称血糖）浓度过低、临床上以交感神经兴奋和脑细胞缺氧为主要特点的综合征。低血糖的症状通常表现为出汗、饥饿、心慌、颤抖、面色苍白等，严重者还可出现精神不集中、躁动、易怒甚至昏迷等。

（一）低血糖时怎样照护？

（1）首先根据老人病史，判断其是否为低血糖。低血糖时表现为心慌（心跳加快）、出汗、饥饿、颤抖、眩晕欲扑倒甚至昏迷等。如家中有血糖仪，立即测量血糖。

（2）若血糖低于正常值，应立即进食，如水果糖、饼干、馒头片、糖水等。如果血糖恢复正常，但老人意识未恢复正常，超过30分钟则会低血糖昏迷，必须紧急送往医院处理。

（3）卧床休息，注意保暖，避免活动，避免受凉、受风。

（二）怎样预防低血糖发生？

（1）老人要定时、定量吃饭，以免因延迟吃饭或进食量不够而发生低血糖。

（2）老年糖尿病患者，尤其是失能的老人，要按时、按量用药，按时吃饭。对于注射胰岛素的老人，注射剂量要准确。对于睡前使用降糖药物的老人，夜间要注意观察老人，以及时发现低血糖发生。

（3）老人（特别是患有糖尿病的老人）外出时应随身携带药物、病历卡和糖果、饼干等食物。

二、心绞痛照护

心绞痛是由于冠状动脉一过性供血不足，心肌出现短暂的缺血、缺氧所引起的以发作性胸痛或胸部不适为主要表现的临床综合征。

（一）发生心绞痛时怎样照护？

（1）若老人有冠心病史，照护者应知道心绞痛的典型症状：突然发生的位于胸骨体上段或中段之后的压榨性、闷胀性或窒息性疼痛，亦可能波及大部分心前区，可放射至左肩、左上肢前内侧，达无名指和小指，偶可伴有濒死感，往往迫使患者立即停止活动，重者还出汗。心绞痛的不典型症状：疼痛可位于胸骨下段、左心前区或上腹部，放射至颈、下颌、左肩胛部或右前胸，疼痛可很快消失或仅有左前胸不适、发闷感，常见于老年患者或者糖尿病患者。

（2）当老年人心绞痛发作时，应停止所有的活动，立即坐下或躺在床上，保持安静，直到疼痛消失为止。切忌逞强，不顾疼痛而继续活动。

（3）立即在舌下含化硝酸甘油或速效救心丸，但不宜咽下。

（4）若疼痛发作超过5分钟，或者含化硝酸甘油后5分钟疼痛未缓解，立即拨打120求救或送到医院治疗。

（二）怎样预防心绞痛发生？

（1）有心绞痛病史的老人家中常备硝酸甘油或速效救心丸，外出时也要随身携带药物。

（2）戒烟和戒酒，三餐定时定量，不能过饱。饱食易诱发心绞痛。多食高纤维的食物预防便秘，若便秘要给予辅助排便，不能用力排便以防诱发心绞痛。

（3）有心绞痛病史的老人活动要适度，不能劳累。家属多和老人交流，关爱老人，避免老人情绪激动。季节变换、气温波动、阴雨天时及时添加衣服，防止受凉。

三、哮喘照护

哮喘是支气管哮喘的简称，是一种慢性的气道炎症性疾病。发生哮喘的两个主要病因是炎症反应和支气管收缩，哮喘的症状包括呼吸急促、喘鸣、胸闷或咳嗽等，常在夜间和（或）凌晨发作，以呼吸困难为特征。发病大多有季节性变化，呼吸道感染、吸入冷空气、环境中的过敏原均可诱发哮喘。

（一）哮喘发作时怎样照护？

（1）家属要了解哮喘发作时的表现：发作性咳嗽、胸闷、呼吸困难、咳痰，有时呼吸带有哮鸣音，一般好发于春夏季交替时和冬春季。

（2）哮喘发作时，协助老人采取半卧位或坐位，床上坐位时协助老人以舒适的姿势伏在床上、小桌上休息，以减少体力消耗。有哮喘病史的老人，可立即使用备用的平喘气雾剂，先将吸入器内药物摇混，让老人做3~4次深呼吸，将气呼出，然后让老人口含吸入器，叮嘱老人做吸气动作的同时按下气雾剂开关，吸气末屏气10秒，然后正常呼吸。按压时气雾剂必须呈垂直状态。

（3）根据季节开窗通风，使室内空气流通、新鲜，不做房间打扫及清理，花草、羽毛枕头等及时搬出房间。

（4）哮喘发作时，家有氧气的可给予吸氧2~4升/分钟或者1~2升/分钟的低浓度吸氧。

（5）应有专人守护老人，在家用药后若无缓解，应及时送医院。

（6）哮喘发作时，老人会精神紧张、烦躁、恐惧，而不良情绪常会诱发或加重哮喘发作。尽量有人守护在老人身旁，多安慰老人，使其产生信任感和安全感。哮喘发作时多伴有背部发胀、发凉的感觉，可采用背部按摩的方法使老人感觉通气轻松，并通过暗示、诱导或现身说法等方式，使老人身心放松，情绪逐渐稳定，有利于症状缓解。

（7）哮喘发作时出汗多，要及时擦干汗液或者更换干净衣物，还应注意补充水分。

（二）怎样预防哮喘的复发？

（1）除去引起哮喘的诱因如老人房间不放花草，不使用羽毛枕头、羊毛地毯，不养猫、狗等动物。

（2）老人房间经常开窗通风换气，老人不在房间内时整理、打扫房间，最好做湿式清扫，避免房间内尘土飞扬。使用空调前要清洁空调内外。

（3）给予老人营养丰富的清淡饮食，多吃新鲜蔬菜和水果，避免刺激性食物和饮酒，鼓励多饮水。让老人保证充足的睡眠，保持有规律的生活和乐观情绪，适当地活动，避免身心过劳。

（4）天气变化时，及时帮老人添加衣物，避免受凉。

四、卒中照护

卒中一般指脑卒中，又称脑梗死或脑出血，俗称中风。脑梗死是各种原因致使脑部血液供应障碍，导致缺血、缺氧性坏死，出现相应神经功能缺损，发病率随年龄增长而增多，男性多于女性，城市多于农村。多见于50~60岁及以上的动脉粥样硬化老人，且多伴有高血压、高血脂、冠心病或糖尿病等。

脑出血指原发性、非外伤性的脑实质内出血，占全部脑卒中的20%~30%，年发病率为60/10万~80/10万人，急性期病死率为30%~40%。高血压性脑出血常发生于50~70岁，男性略多，冬春季多发。

（一）怎样判断老年人卒中？

1.脑梗死

（1）通常在安静休息时发病，比如在睡眠中发生，次日早晨被发现不能说话，一侧肢体偏瘫。

（2）多数发病老人意识清楚，少数出现不同程度的意识障碍，持续时间短。

（3）出现不同脑血管闭塞的表现，比如大脑动脉主干闭塞，出现病灶对侧偏瘫、偏身感觉障碍、偏盲。

2.脑出血

发病前常常没有预感，多在情绪紧张、激动兴奋、排便、活动用力时发作；发病突然，病情往往在数分钟至数小时内发展至高峰，血压明显上升，出现剧烈头痛、呕吐、偏瘫、失语、意识障碍、大小便失禁、呼吸深沉带有鼾音等。

一旦老人出现上述症状，应立即送医院抢救，不宜随意搬动。

（二）怎样照护卒中老年人？

（1）急性发作的老人要绝对卧床休息，避免搬动，取平卧位，以增加脑部血液，变换体位时要尽量减少头部的摆动幅度。

（2）急性发病的老人在发病24小时内禁食，老人意识清醒后若无严重吞咽困难并能进行有效沟通时，鼓励能吞咽的老人经口进食，进食过程中要保持老人处于坐位或高侧卧位（健侧在下方），进食要慢，不要催促老人。选择高蛋白、低盐、低脂的清淡饮食，多吃新鲜蔬菜、水果、谷类、鱼类、豆类，使能量的摄入和身体需要平衡，戒烟戒酒。

有吞咽困难的老人，吃饭、饮水时出现呛咳甚至食物从口鼻处喷出，此时注意不能勉强老人进食或服药，必要时鼻饲饮食；老人出现误吸、呕吐时，应立即让其平躺且头偏于一侧，及时清理口鼻分泌物和呕吐物，保持呼吸道的通畅，预防窒息和吸入性肺炎。

（3）老人起床、坐起或低头等体位变换时，动作宜缓慢，转头不宜过猛、过急；洗澡时间不宜过长，平时外出时有人陪伴，防止跌倒；气候变化时注意保暖，预防感冒。

（4）老人病情稳定后，鼓励并协助老人自主运动，比如老人卧床时可鼓励其在床上有意识地做翻身运动、伸髋抬臀运动，当老人能坐起时可练习握手、拉手、甩肢等运动。

（5）多陪伴、鼓励老人，提供情感支持，比如突然失语老人不能正确表达自己，常心情急躁、孤独，照护者应加强与老人的非语言沟通，如点头、手势、目光等；对于能发音的老人，指导其反复练习说话，由简到繁，鼓励其多用言语表达内心感受，帮助其克服自卑心理，积极与人交流。

（三）怎样预防卒中的发生？

（1）按时、有规律地服药，控制好糖尿病、高血压病、动脉硬化等基础病变。

（2）指导老人自我控制情绪，保持健康、乐观的心理状态，不要生气。

（3）定期到医院复查，动态了解血压、血糖、血脂变化和心脏功能情况。照护者可掌握测量血压的方法，每日定时为老人测量血压，发现血压异常波动时及时就诊。

（4）多吃富含维生素的食物，低盐饮食，肥胖老人应适当减肥，避免高胆固醇及刺激性饮食，矫正不良生活习惯，戒烟戒酒。

（5）当老人出现头晕、头痛、一侧肢体麻木无力、讲话吐词不清或进食呛咳、发热、外伤时，照护者应及时协助老人就医。

（四）怎样进行卒中后偏瘫的康复训练？

老年人卒中后偏瘫，应当尽早进行康复训练。偏瘫后1~3个月为最佳康复期，半年后肌肉渐渐萎缩或形成偏瘫的模式化动作，再想恢复则难度大、所需时间长。到医院由康复师进行专业的康复训练只能是短时间的训练，更多时候需要照护者在日常帮助老人进行持之以恒的训练，才能达到较好的效果。

1.居家环境

对于能适当下地活动的老人，要注意房间内用物的摆放，适当改变家居环境，如尽量住平房或楼房底层，去除门槛，台阶改为坡道或两侧安装扶手，厕所改为坐式并加装扶手，地面不宜太滑或太粗糙，所有用品要方便取放和使用，防止老人二次受伤。

2.预防压疮

早期不能下地活动的卧床老人，协助老人每2~3小时翻身1次，骨突部位适当按摩。床单要平整、干净，每日擦洗身体1次，条件允许时可卧防压疮气垫床。

3.康复锻炼

在日常起居中，鼓励老人做能自己解决的事，锻炼老人的肢体协调能力，不可事事都代替他们。给予老人足够的耐心，不可操之过急，应循序渐进。

步行是偏瘫老人独立生活的关键。应该在发生偏瘫后1周即开始进行康复训练，分以下5个阶段。

1）坐起训练

坐位平衡是偏瘫老人最基本的训练。首先在床上帮助老人进行被动训练，扶住老人的肩、肘、踝、足等关节，缓慢、有节律地反复做外展、屈伸、旋转、上举和关节加压等动作，每日1~2遍。鼓励老人用健侧腿伸入患侧腿下面，将患侧腿抬高，不断重复。开始坐起训练时，要在床上放好靠垫，让老人缓慢坐起，由半卧位状态逐渐提高角度，延长时间。还可以在床架系上布带，让老人自己拉布带练习坐起。之后，让老人背部不倚靠东西，自己扶床栏保持平衡坐位，最终达到能自己控制坐位平衡，进一步能移位、转身，实现动态平衡。

2）站立准备训练

老人坐在床沿上，两腿分开，两脚着地，以手撑床，在健肢支持下，臀部缓缓离开床面。照护者要做好辅助和保护动作。

3）站立平衡训练

站不稳，就无法迈开腿。老人在照护者帮助下双脚平行站立，脚掌完全着地，脚趾不能勾地，膝关节伸直但不能过度。站立时间由开始几秒钟，逐渐延长至几分钟。能自行站立后，可进行靠墙站立、扶床站立的训练。照护者两手扶持老人患侧腋下或臀部，用双膝控制好老人膝部至伸直状态，使其靠墙站立，然后逐渐放手，直至老人能独自靠墙站立。在此基础上，再让老人扶床栏或平衡杆站立，并逐渐做到不扶物而站立。在站稳的基础上，两手扶床栏站立，身体做左右旋转和弯腰运动、左右两足交替提起、慢慢扶床横向移步等平衡训练。

4）步行训练

主要是为消除异常偏瘫步态，形成正常的步行姿态。先练习原地踏步，然后以患侧下肢和健康下肢互为重心，交替向前跨步和退步、左右侧向跨步。跨步后重心要随之转移，并保持患侧髋关节伸直位。步行训练时，照护者应站在老人的患侧进行保护和辅助。尽量将重心保持在中立位，避免过分将身体重心偏向健侧。

5）上下台阶训练

遵照健肢先上、患肢先下的原则，进行上下台阶训练。上楼梯时用健手扶住楼梯栏杆，将身体的重心移向患侧，并使患侧髋关节保持在伸直位，然后用健足踏上台阶，患足跟进站在同一台阶上。下楼梯比上楼梯难，要在重心偏向健侧的同时，适当降低重心，用患足下台阶，待患足放平稳、重心移至患侧下肢后，健足跟进同一台阶。在练习中，若老人感到头晕、胸痛，运动后心率加快、血压升高、面色苍白、出虚汗，说明运动量过大，应立即停止练习或者减量练习。

4.心理支持

偏瘫老人易情绪低落，易产生自己拖累家人、自认无用等消极情绪，要鼓励并指导老人表达自己的情感，认真倾听老人的诉说，耐心解释老人不理解或者不能接受的事情，对老人的要求做出适度的保证，积极地改善老人周围的环境，包括家庭环境和人际环境等，向老人表达关心和尊重。

五、肺炎照护

肺炎是严重危害老年人健康的疾病，70岁以上老年人的死亡原因有1/4与肺炎有关，老年人气管与支气管纤毛数量减少，清除功能降低，呼吸道防御机能减退。当呼吸道受吸烟、大气污染、过敏、寒冷、感染等因素影响而发生慢性支气管炎反复发作，分泌物聚积，易继发感染即为肺炎。尤其是长期卧床或有吞咽功能障碍的老人，因进食误吸，极易发生吸入或坠积性肺炎。临床症状以发热、咳嗽和咳痰为主，尤以咳痰不利、痰液黏稠而致呛咳发生为其主要特点。老年肺炎冬春季发病多，咳嗽不重，但很少高热，有倦怠、乏力、食欲不振、腹胀、腹泻、脱水、嗜睡等症状，如突然出现呼吸频率与脉率增高应考虑到肺炎。

（一）怎样照护患有肺炎老人？

（1）去除诱因，积极治疗原发病，预防为主。气温骤变时及时增减衣物，预防感冒。每日用盐水含漱3次，常用清水洗鼻腔，保持清洁。

（2）如有发热症状应注意观察体温的变化，如果体温在38.5℃以上，应给予物理降温，头部放置冰袋或额头上放一条凉毛巾，用温水擦腋下及大腿根部等大血管走行处。

（3）进食高热量、营养丰富、易消化的半流质食物及含大量纤维素的蔬菜与水果，保持大便通畅。防止食道、胃返流，如饭后可保持2小时的坐势。注意多饮水。老人进食时防止误吸，对有吞咽功能障碍的老人，注意食物不得太稀或过硬。床上喂食时，注意抬高床头，取半坐位。

（4）鼓励老人多咳嗽咳出痰液，并给予祛痰药，特别注意局部引流，如体位排痰、翻身拍背。对活动不便的老年人要定期翻身、拍背，叩击后背有助于痰液排出。叩击的手法是轻握拳（手掌中空），有节奏地自下而上、由外向内轻轻叩打，边扣边鼓励老人咳嗽。对呼吸困难的老人取半坐位一般以侧卧位为好。

对于长期卧床的老人，要协助患者翻身及拍背，每2小时1次。将老人床头摇高30°~45°，半卧位与卧位变换，利于排痰及呼吸道分泌物的引流。拍背时取侧卧位或坐位，由外向内、由下向上，有节奏地轻轻拍打背部或胸前壁，不可用掌心或掌根，拍打时力度应适宜，每次3~5分钟。通过拍背，使支气管、细支气管内痰液因振动而产生咳嗽反射，同时鼓励老人咳嗽及深呼吸，痰液经小气管到大气管，随即咳出。

（5）注意观察呼吸与脉搏的频率与节律、痰的颜色与性质变化，及时发现老人精神状态及生活习惯等变化，如不愿早起、不爱抽烟等都说明病情在变化，要引起重视。

（6）雾化吸入是治疗呼吸系统疾病的有效手段之一，可以将药物直接输送到支气管及肺泡，达到抗感染、解痉平喘、稀释痰液及扩张支气管等目的。正确指导老年患者进行雾化吸入，防止老人神志不清把雾化吸入管咬碎，可在管口上接一段橡皮管较为安全。做雾化吸入前以手试温，避免烫伤老人。

（7）给予良好的居室环境，减少诱发因素。保持室内空气新鲜，定期通风，保持温度为22~24℃，湿度为60%左右。避免到人群密集的公共场所，冬春季节防受凉，避免呼吸道感染。劝老人戒烟，避免严重的尼古丁、焦油对呼吸道的损害。

（8）指导做呼吸功能锻炼，有腹式呼吸、噘嘴呼气两种锻炼方式。

腹式呼吸锻炼可增加膈肌的运动幅度，增加肺通气量，改善肺功能。开始锻炼时可将手放在腹部，吸气时腹部抬高，呼气时手向下轻压，腹部收缩下凹，以便较好地感知腹式呼吸时腹部的起伏，建立正确的腹式呼吸。

噘嘴呼气锻炼可增加呼气末气道压力，避免小气道在呼气时过早关闭，以利于肺内残气更多地呼出，吸与呼的比例一般是1∶2或1∶3。

（9）保持呼吸道通畅。多喝水，日饮水量大于2000毫升，保持空气湿度在60%左右，以稀释痰液，利于痰的咳出。进行有效咳嗽，先深吸气，然后关闭声门屏气，当腹内压及胸膜腔内压达到一定高度时，打开声门，腹部收缩，用力咳出。

（10）注意适当运动，改善呼吸。活动要根据老人耐受程度，以不引起老人气急为宜。

（二）怎样预防老人患肺炎？

（1）戒烟。为了减少吸烟对呼吸道的刺激，老人一定要戒烟，其他刺激性的气体如厨房的油烟，也要避免接触。

（2）促进排痰。对长期卧床或年老体弱无力咳痰的老人，应以祛痰为主，不宜选用镇咳药，以免抑制中枢神经加重呼吸道炎症，导致病情恶化。帮助老人定时变换体位，翻身拍背，促进痰液排出。

（3）保持呼吸道充分湿润。预防因气道水分减少导致分泌物黏稠和排出障碍，因此室内空气湿度（60%~70%）要调整适当。

（4）如果老人卧床不能自主移动，应把床头摇高，至少大于30°。如果自己能吃饭应取坐位，自行进食。

（5）保持良好的家庭环境卫生。保持患者长期卧床及大小便失禁是病房内空气污染的重要原因。室内空气流通、新鲜，可减少呼吸道感染的发生，一般每次通风30分钟即可，每日2~3次。加强个人口腔卫生，每日（尤其是进食后）用淡盐水或温开水漱口，以减少食物残留在口腔内，防止细菌滋生。每日擦拭房间内的桌椅、清扫地面，避免烟雾、粉尘、刺激性气体对呼吸道的刺激。尤其要注意的是，患感冒等呼吸道感染的人，暂时不要与老人密切接触，以免传染。

（6）进行适当的体育锻炼，增强体质，提高呼吸道的抵抗力，防止上呼吸道感染，避免吸入有害物质及致敏源，可预防或减少肺炎发生。锻炼应循序渐进，逐渐增加活动量。

（7）注意气候变化。严冬季节或气候突然变冷的时候，要注意衣着冷暖，及时增加衣服，不要因受凉而引起感冒。给卧床老人更换尿布、翻身、拍背及进行治疗时，尽量少暴露老人身体。寒冷季节室内的温度应保持在22~24℃。

（8）若有体温升高、呼吸加快、痰的颜色出现变化等症状时，应及时就诊。

六、心力衰竭照护

心力衰竭（简称心衰）是各种心脏结构或功能性疾病导致心室充盈及（或）射血能力受损而引起的一组综合征。按解剖部位分为左心衰竭、右心衰竭和全心衰竭；按发病缓急分为急性心力衰竭和慢性心力衰竭，最常见的是慢性心力衰竭。

在超过65岁人群中，心力衰竭发生率接近10%。患有冠心病导致心肌缺血或心肌梗死的老人要高度警惕，以下诱因也易诱发心力衰竭：感染、心律失常、血容量增加、过度劳累或情绪激动、治疗不当、原有心脏病变加重或并发其他疾病。临床主要表现：左心衰时，有呼吸困难、咳嗽、咳痰、咯血、乏力疲倦、头晕心悸、少尿及肾功能损伤相关症状；右心衰时，有食欲减退、恶心呕吐、腹胀、劳力性呼吸困难、身体低垂部位水肿、颈静脉怒张、肝脏肿大、发绀等症状。

（一）怎样照护有心力衰竭的老年人？

（1）休息与活动。要叮嘱心衰急性发作期的老人绝对卧床休息；应鼓励心衰恢复期的老人主动运动，从床边小坐开始，逐步增加限制性有氧运动，如散步等。活动过程中要注意观察老人的状态，有无呼吸困难、胸痛、头晕、心悸、大汗、面色苍白、疲倦乏力等，如果出现上述情况，应立即停止活动并送到医院接受治疗。

（2）饮食护理。有心力衰竭的老人应进食易消化的清淡食物，以流质或半流质为宜，如鸡蛋羹、粥、果蔬汤等；多吃新鲜蔬菜、水果，防止便秘；要少量多餐；对于有夜间呼吸困难的老人可以把晚餐时间提前；钠盐摄入要根据老人心衰程度和利尿剂疗效而定，比如使用利尿剂者不必严格限制钠盐摄入，重度者应限制摄入钠盐在每日0.5~1克，轻度者应限制摄入钠盐在每日2~3克；使用排钾利尿剂的老人要多吃含钾丰富的食物，如西红柿、香蕉、马铃薯等。

（3）给予老人足够的关心、陪伴和支持，鼓励老人用各种方法表达自己的感受，多与其交流沟通，保持情绪稳定乐观，避免一切不良情绪的刺激。

（4）观察老人尿量及身体水肿情况，如出现轻度水肿（如足背、小腿按之有轻微凹陷，能很快复原），应让老人抬高下肢，增加回心血量；如出现严重水肿（如足背、小腿按之凹陷，并不复原），尿量少于400毫升/日，应及时送医院治疗。

（二）怎样预防心力衰竭的发生?

（1）积极治疗原发疾病。对可能导致心脏功能受损的常见疾病，如高血压病、冠心病、糖尿病等，在尚未造成心脏器质性改变前就进行有效治疗。

（2）控制和消除诱因。控制感染尤其是呼吸道感染，防止老人情绪过于激动，需要输液时速度不宜过快，量不宜过多。

（3）休息。限制老人的体力和脑力活动，让其身心得到充分休息，适当增加老人卧床休息时间，稳定的慢性心力衰竭的老人若能参加活动，应当适当运动锻炼。

（4）控制钠盐摄入。心力衰竭的老人钠排泄减少，体内水钠潴留，血容量增多会加重心脏负担，因此减少钠盐的摄入有利于减轻水肿、改善心功能。

七、肠梗阻照护

肠梗阻系指肠内容物在肠道中不能顺利通过和运行。当肠内容物通过受阻时，则可产生腹胀、腹痛、恶心、呕吐及排便障碍等一系列症状，严重者可导致肠壁血供障碍，继而发生肠坏死，如不积极治疗，可导致死亡。肠梗阻是常见的急腹症之一。老年人由于消化系统功能退化，更容易出现肠梗阻，所以老年人预防肠梗阻更为重要。

（一）怎样判断是否发生肠梗阻？

肠梗阻最常见且特征性的症状是腹痛伴肛门排气排便停止，其次伴有呕吐、腹胀。判断是否肠梗阻，要从症状特点上来分析。

（1）腹痛。肠梗阻一般为持续性腹部疼痛，急性肠梗阻为绞窄性疼痛，如果合并炎症，常为持续性疼痛阵发性加剧，慢性肠梗阻多为持续性的腹部钝痛。

（2）肛门排气排便停止是肠梗阻的特征性表现，是由肠道完全梗阻造成的。但如果是不完全梗阻，或者是梗阻的早期（特别是高位梗阻），可因肠腔尚有部分通畅或梗阻以下的肠内还有残存气体和粪便，故仍可有少量排气排便。

（3）呕吐。呕吐多为反射性的，高位梗阻呕吐症状明显，且在进食、饮水后很快即可发生呕吐。如果梗阻的肠段位置较低（如结肠梗阻），则呕吐症状较为不明显，或发生的频率较低，且多发生于完全性低位肠梗阻，或在饮食后较晚些时候出现。

（4）腹胀。多在肠梗阻发生了一段时间后出现，主要由肠腔内的液体、气体滞留引起。

除了上述症状，如果出现小便减少、皮肤干燥、全身肌肉无力、心动过速等脱水及电解质紊乱的症状时，要高度怀疑是否发生了肠梗阻，并及时到医院进行诊治。

（二）怎样照护发生肠梗阻老年人？

（1）饮食。肠梗阻老人应禁食，待肠梗阻缓解12小时后方可进少量流食，但忌食容易产气的食物如甜食和牛奶等，以免引起肠胀气，48小时后可尝试食用半流食。

（2）可采取半卧位，因这样可以使膈肌下降从而减轻腹胀，改善呼吸循环状况。

（3）对于呕吐频繁的老人，为避免因误吸而引起吸入性肺炎或窒息，在呕吐时采取坐位或卧位，头偏向一侧，呕吐后要漱口以清除残留呕吐物，避免口腔感染。

（4）出现肠梗阻现象，应立即就医。

（5）要注意饮食卫生，不暴饮暴食，进食一些容易消化的食物，进食一定量的蔬菜，少食容易造成肠梗阻的水果，如柿子、枣等，避免腹部受凉。鼓励老人早期活动，以利于肠功能恢复，防止肠粘连。但避免饭后立即剧烈运动。保持大便通畅，一旦出现腹痛、腹胀、停止排气排便等症状，要及时就医。

（三）怎样预防老年肠梗阻的发生？

（1）饮食预防。老年人应多选择易消化、含纤维素多的植物性食物，少食动物性食物。食物加工或烹饪要精细些，以利咀嚼。动物类食品更应熟烂后食用，以便于消化吸收。一些不易嚼烂、易形成团块的食物，如糯米、葡萄、香菇、竹笋、黄豆芽、动物筋膜、肌腱等，要尽量少食。不食不洁净的食物，不暴饮暴食，多吃易消化的食物，进食后不做剧烈运动。

（2）治疗其他原发病。消化系统及心血管疾病是肠梗阻常见的原发病。消化道溃疡的患者发生食物性肠梗阻的概率明显较高，患肺心病的老人卧床多、活动少，肠道功能较健康老人明显降低，发生食物性肠梗阻的机会也会增加。所以，积极治疗原发病是预防食物性肠梗阻的重要方面。

（3）防治便秘。老年人患习惯性便秘者较多，除平时应多活动、多饮水、少吃辛辣食物外，必要时可选用些药物调节肠道分泌功能，促进肠蠕动，帮助粪便软化，预防肠梗阻。

（4）保护好牙齿。老人牙齿衰老、脱落，易造成咀嚼不全。加上肠道蠕动功能降低，食物不易分解，未经充分咀嚼的食物遇水膨胀，就可能导致肠腔堵塞。所以，老人更应经常清洗口腔，勤刷牙。如牙齿脱落过多，最好安装假牙。重视牙齿保养或修复是预防食物性肠梗阻的重要一环。

八、急性尿潴留照护

尿潴留是指膀胱内的尿液不能自主排出，老年人感觉下腹部肿胀、疼痛，用手触及下腹部膨隆，有囊性包块。引起尿潴留的原因很多，分为阻塞性和非阻塞性两种类型。发生尿潴留，因尿液中细菌繁殖而易引起尿路感染，感染后不容易痊愈、易复发；也可因膀胱内压力升高，尿液沿输尿管反流，造成肾盂积水，而引起慢性肾衰竭。因此，尿潴留需要积极处理和治疗。

（一）怎样判断老年人是否发生尿潴留？

仔细询问老年人的感受，是否出现尿液不能排出，是否有下腹部肿胀、疼痛现象。用手检查是否下腹部膨隆明显、有囊性包块。如果有以上征象，那么就可能是发生尿潴留，应紧急到医院就诊处理，以免导致严重并发症，甚至危及生命。

（二）怎样初步处理老年人尿潴留？

（1）在家中老人发生尿潴留，首先要安慰老人，消除其紧张、焦虑情绪，以免影响排尿，加重病情。

（2）卧床老年人可改变体位，卧位变为站立位再进行排尿。

（3）采取诱导排尿法，可用水龙头放出水，让老年人听水声以诱导排尿。

（4）用湿热毛巾敷下腹部，或温水坐浴、温水冲洗会阴部和小腹部等，使腹部肌肉松弛，以促进排尿。

（5）老人发生尿潴留后应适当减少饮水，当尿潴留解决后再恢复饮水。不吃辛辣刺激性的食物，不饮咖啡，宜清淡饮食，禁忌饮酒。

（6）老年男性出现尿流变细、变短，排尿不畅，甚至排尿困难等尿液不能自行排出的状况时，提示可能发生急性尿潴留，应及时到医院就诊，立即进行处理，以免出现严重并发症。

（三）怎样预防尿潴留发生？

（1）养成良好的排尿习惯。老年人日常应多饮水，有尿意应及时排尿，不憋尿，养成定时排尿的习惯；掌握排尿的规律，快到排尿时间照护者应协助老年人等待排尿；保护老年人隐私，夜间在床边放置便器，以减少老人的顾虑心理。

（2）注意防寒保暖，避免感冒。日常生活中，老年人要防止各种感染的发生，积极治疗易引发尿潴留的各种疾病，避免尿潴留发生。当老年人排尿不畅或夜尿次数增加时，要及时到医院就诊，以确定前列腺是否肥大，及时治疗，以免耽误病情。

（3）适当活动，以不劳累为宜。不要过度疲劳，特别是男性老年人不宜久坐，以防发生前列腺部位血流不畅。

（4）保持清淡饮食。少吃辛辣刺激性食物，少饮或不饮酒。保持大便畅通，防止便秘，长时间便秘会压迫膀胱颈部，导致尿潴留。

（5）避免服用或慎用引发尿潴留的药物。可引起尿潴留的药物有颠茄、阿托品、溴丙胺太林等，应在医生指导下用药。若出现排尿不畅或困难，及时就诊。

九、尿路感染照护

尿路感染在老年人感染性疾病中居第二位，仅次于呼吸道感染，是老年人的常见多发病，发生率有随年龄增加的趋势。本病多见于女性，老年男性因前列腺肥大，尿路感染发生率也有增加，但多为无症状性细菌尿。失能老人因长期卧床、免疫功能减退，更易发生尿路感染。

（一）怎样判断老年人是否发生了尿路感染？

（1）急性膀胱炎。约占感染的60%，主要表现为尿频、尿急、尿痛，伴有耻骨弓上不适，一般无全身感染的表现。

（2）急性肾盂肾炎。全身表现：起病急，常有寒战、高热、头痛、食欲减退、恶心、呕吐等症状。泌尿系统表现：可有或无尿频、尿急、尿痛等尿路刺激症状，多数伴有腰痛、肋脊角压痛或（和）叩击痛。

（二）怎样照护尿路感染老年人？

（1）环境与休息。保持环境清洁、安静、光线柔和，维持合适的室内温度和湿度，使老人能充分休息，在急性发作期尽量卧床休息。对于需长期卧床老人，坚持适量床上或下床活动以增强其机体抵抗力。

（2）饮水与饮食。在无禁忌的情形下，嘱患者尽量多饮水，每日饮水量在2000毫升以上，养成多饮水、多排尿的习惯，促进细菌及炎性分泌物的排出。同时应摄入清淡、易消化、营养丰富的食物。全身症状明显的老人，应进食牛奶、稀饭、面条等流质或半流质食物。

（3）皮肤护理。要及时换洗衣物和床铺；内衣裤应为吸汗且透气性好的棉质衣物，且应宽松、干净；定期做好会阴部的清洁。

（4）用药护理。严格按照医嘱按时、按量用药，不可擅自换、减、停药。如口服复方磺胺甲噁唑期间，要注意多饮水，同时服用碳酸氢钠，以增强疗效并减少磺胺结晶的形成。

（5）心理护理。避免让老人产生紧张、恐惧等不良心理反应而加重排尿问题。

（三）怎样预防尿路感染发生?

（1）有尿路感染史的老人平时应多饮水，每日排尿量保持在1500毫升以上，并坚持每2~3小时规律地排尿1次，可降低尿路感染的再发率。

（2）日常生活中保持良好的卫生习惯，学会正确清洁外阴的方法，避免擦便纸污染尿道口，经常清洗外阴，以保持外阴清洁、干燥。日常多饮水，勤排尿，排尿彻底，不留残尿。平时能够劳逸结合，饮食注意营养均衡，增强机体的抵抗力。

（3）有膀胱—输尿管反流者，养成"二次排尿"的习惯，即每次排尿后数分钟再排尿一次。

十、深静脉血栓形成照护

深静脉血栓形成是在深静脉内的血液不正常地凝结，

阻塞管腔，导致静脉回流障碍的一种疾病。随着年龄的增长，发病率上升。好发于下肢深静脉，可以无症状或出现局部疼痛、压痛和远端肢体水肿。对于长期卧床的老年人，局部血流淤滞，血液黏稠度增加，堆积的凝血因子激活凝血系统，加快血栓形成。

（一）怎样照护有深静脉血栓的老年人？

（1）早期卧床休息，并抬高患肢高于心脏水平20°～30°，促进静脉回流，减轻肿胀，下肢应避免腘窝处长时间受压。

（2）若老人突然出现咳嗽、胸闷、口唇发绀、痰中带血等症状，应立即到医院就诊，谨防肺栓塞的发生。

（3）若病情好转，可逐渐适量增加活动，如增加步行距离，但卧床时仍应抬高患肢，并应穿弹力袜3~6个月。注意患肢保暖且不可过热，以免在缺氧状态下增加耗氧量。

（4）忌烟，防止便秘，避免长时间保持同一个姿势的活动。

（5）定期到医院复查。

（二）怎样预防老年人深静脉血栓的发生？

（1）生活饮食。清淡饮食，少食油腻食物，多食新鲜蔬菜果，每日饮水量宜在2000毫升左右；注意保暖，室温应保持在22~24℃，防止冷刺激引起静脉痉挛；保持大便通畅，以免排便费力引起腹压增高，造成静脉回流不畅；吸烟可引起血管痉挛，又可增加血液黏稠度，所以要严格戒烟。

（2）功能锻炼。可以在床上活动的老人，自己在床上做抬腿、拱脚等运动；不能自行活动的老人，照护者可以帮助其抬高、伸展下肢，按摩小腿，配合做深呼吸运动。老人要尽早下床活动，加速下肢静脉回流，活动要循序渐进，慢慢增加活动量，以不感到疲劳为宜。

（3）机械性或药物性预防。下肢深静脉血栓形成的老人考虑使用逐渐加压的弹力袜，长度可到膝关节或大腿股部；以往有过下肢静脉栓塞并且有栓塞后综合征的老人可以使用压缩弹力袜；下肢有严重水肿的深静脉血栓形成的老人考虑使用气动压缩装置，可到膝关节或大腿股部。也可根据医生建议，使用药物预防。

十一、股骨颈骨折照护

股骨颈骨折是老年人最常见的骨折类型，老年人多有不同程度的骨质疏松，较小的暴力足以引起骨折的发生，如平地滑倒、由床上跌下或下肢突然扭转。老年人骨折常因受伤部位血液供应较差，临床存在愈合时间较长、长期不愈合，甚至股骨头缺血坏死等难题。

（一）怎样判断老年人是否发生了骨折？

（1）有无外伤史，有无滑倒或跌伤等情况。如果有，一定要倍加小心。因为有时老年人所受的外伤虽然非常轻微，却会导致严重的骨折，如老年人从33厘米高的床上跌落就可能导致其髋部骨折；老年人在楼梯上滑倒，臀部着地，也可能发生腰椎骨折等。

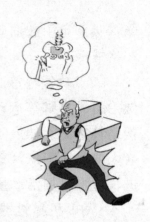

（2）观察局部症状，局部疼痛、肿胀、活动受限是骨折最常见的表现。患者在受伤的当时，疼痛、肿胀的症状可能较轻，甚至可以忍痛进行日常活动。一般在骨折2~3日后症状才开始明显，受伤的局部皮肤会变得青紫，受伤部位肿胀明显，不能触碰，局部不能活动。

（3）看受伤后身体有无畸形。如果老人跌跤后身体出现畸形，一般可以直接肯定有骨折的存在。但若受伤的程度相对轻微，有时畸形并不明显，因此有时也会漏诊，老年人常见的股骨颈骨折有时表现为脚部外翻或肢体的缩短。

（二）怎样处理老年人突发骨折？

（1）老人一旦发生股骨颈骨折，患者和家属不要惊慌。

（2）不要随意牵拉骨折部位，以防止损伤血管和神经。若是肢体肿胀严重，可剪开衣袖和裤腿以减轻压迫。

（3）若是创伤性骨折，出血较多时，现场可用清洁的布类包扎止血。

（4）迅速使用夹板或就地取材，如树枝、木板等，将受伤的下肢同健肢绑在一起以固定骨折部位。

（5）及时把老人送到医院进行检查和治疗。

（三）怎样预防老年人股骨颈骨折发生？

（1）骨质疏松是骨折的根本原因，预防骨折变相于预防骨质疏松。在日常生活中，多吃一些富含钙的食物，如虾皮、豆制品、芝麻、牛奶等。另外，老年人还应经常进行一些力所能及的体育锻炼。冬季还应多晒太阳，促进钙的吸收。

（2）摔倒是发生股骨颈骨折的直接原因。老年人可以通过下面几点避免摔跤：居室的温度应保持在22~24℃，这样可使老人减少穿衣，活动轻便；居室里物品的摆放，要以不妨碍老人行走为原则；居室里桌椅等家具应稳固，不能摇摆晃动；居室里的地板和鞋子要防滑；老人最好不要穿拖鞋；楼梯、过道、卫生间的照明要光线充足，地面要保持干燥，不要有积水；浴室和坐便器旁边要安装可供老人方便使用的把手；对于行动不便的老人，给予特殊的设备帮助生活，配备标准的辅助步行的手杖、轮椅。

（四）股骨颈骨折老年人的康复照护

1.体位

正确的卧姿与正确的搬动方法能避免患肢的关节脱位

或移位。在平卧位时患肢应保持外展中立位，不盘腿，在两大腿之间放软枕或三角形厚垫；侧卧时，仰向健侧，并在两腿之间置三角形厚垫或大枕头。

坐姿时双下肢不交叉，坐凳时让患肢自然下垂，不坐低椅，洗澡用淋浴而不用浴缸，如厕用坐式不用蹲式，不屈身向前捡物件。

尽量避免搬动髋部，如若搬动，应平托髋部与肢体。放置便盆时从健侧置盆，以保护患侧。

2.功能锻炼

（1）床上活动。督促老人每日做患肢的肌肉收缩活动，踝关节和足趾的内收、伸展运动，收缩与放松的时间均为5秒，每组20~30次，每日2~3组。肌肉收缩推动髌骨时，如固定不动，说明锻炼方法正确。照护者帮助老人进行肌肉按摩。

（2）卧床髋部屈曲练习。取仰卧伸腿位，收缩股四头肌，缓缓将患肢足跟向臀部滑动，使髋屈曲，足尖保持向前，注意防止髋内收、内旋，屈曲角度不宜过大（小于90°），以免引起髋部疼痛和脱位。保持髋部屈曲5秒后回到原位，放松5秒，每组20次，每日2~3组。

（3）协助下床活动。协助老人用双手支撑床坐起，屈曲健肢，伸直患肢，移动躯体至床旁。照护者一只手托住患肢的足部，另一只手托起患侧的腘窝，随着患者移动而移动，使患肢保持轻度外展中立位。协助老人站立时，嘱咐老人患肢向前伸直，用健肢着地，双手用力撑住助行器挺髋站起。

（4）协助下床练习行走。老人双手撑住助行器，先迈健肢，身体稍向前倾，将助行器推向前方，用手撑住助行器，将患肢移至健肢旁；重复该动作，向前行走，逐步增加步行距离。在练习过程中，双手扶好助行器，以防摔倒。在进行步行锻炼时，患肢何时负重则要听从医生的建议。

（5）协助做站立位练习，包括外展和屈曲髋关节。助行器协助下健肢直立，缓慢将患肢向身体侧方抬起，然后放松，使患肢回到身体中线。做此动作时要保持下肢完全伸直，膝关节及足趾向外。屈曲髋关节时，从身体前方慢慢抬起膝关节，注意勿使膝关节高过髋关节，小腿垂直于地面，胸部勿向前伸。

3.预防关节感染

关节局部出现血红、肿、痛及不适等症状时，应及时到医院检查；人工关节经长时间磨损会松动，必须定期复诊，完全康复后，每年复诊1次。

（文 龚玉枝）

第八章　常用辅助用具

一、家用常备辅助用具

65%的失能老年人是由于肢体运动障碍导致生活自理能力降低，需要借助辅助用具提高其独立生活能力。辅助用具可以提高老年人环境安全，维护老年人尊严，缓解失能过程，同时减轻照护者的护理强度，提高护理效率。

辅助用具分为环境辅助类、护理辅助类、移动辅助类、自我辅助类、沟通辅助类、智能化辅助类等。

（一）环境辅助类用具

无障碍环境是辅助用具发挥作用的重要场所，地面零高度，推拉门大于90厘米，把手、扶手因人而异。

适用人群：肢体功能障碍者、平衡功能障碍者及其他人士。

功能：支撑身体，保持姿势，防止跌倒。

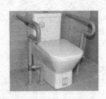

卫生间安全扶手

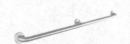

过道安全扶手

（二）护理辅助类用具

1.电动护理床

适用人群：行动不便老人、瘫痪患者及长期卧床者。

功能：自动定时翻身，防下滑、侧滑，可左侧翻，右侧翻，抬腿，落腿，起背，背平，坐起，便盆开、关。

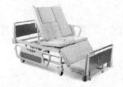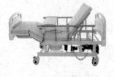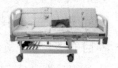

电动功能护理床

2.手摇式沐浴推床

手摇升降，头部比尾部高，护栏向外倾斜，四周护栏皆可180°旋转，可直接由睡床转移前往沐浴。

适用人群：卧床、瘫痪等行动不方便的老年人、残疾人。

功能：移动搬运，满足老年人床上洗浴需求。

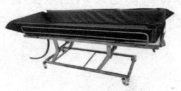

手摇式沐浴推床

3.气垫床

适用人群：长期卧床、失能、半失能者。

功能：缓解皮肤压力，预防压力性损伤。

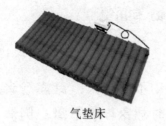

气垫床

4.新式床边扶手

固定在床的一侧，提供稳定的支撑。老人可借助床边扶手，自行起身，无须麻烦他人。

适用人群：行动不便者。

功能：辅助移动、起身或躺下。

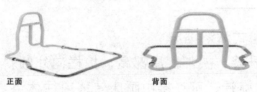

正面　　　　　　　　背面

新式床边扶手

5. 防压力性损伤护理垫

适用人群：长期卧床者、术后康复者。

功能：辅助翻身，避免局部长期受压，预防压力性损伤。

翻身垫

双下肢抬高垫

手圈、脚圈

6.喂药壶

适用人群：高龄、失能、半失能的老年人或者手术后卧床不起者。

功能：喂药、喂水护理之用，患者侧卧、仰卧喂药、喂水时均不会漏出。

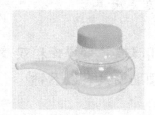

喂药壶

7.鼓压按摩器（拍痰杯）

适用人群：中风长期卧床者、痰咳不出者、肌肉酸痛者。

功能：叩击背部时造成震动，产生鼓压效应以缓解酸痛助排痰。

鼓压按摩器（拍痰杯）

8.手动式吸痰器

适用人群：家庭护理者和野外救护者。

功能：给患者吸痰、唾液、脓血等液体。

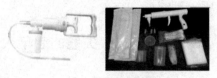
手动式吸痰器

（三）移动辅助类用具

移动辅助力类用具有单臂操作和双臂操作两种类型。
单臂操作步行辅助用具有以下4种。

1.手杖

1）单脚手杖（普通手杖）

适用人群：下肢功能轻度障碍但上肢支撑能力较强者，平衡能力欠佳、体弱者，适用于轻慢的步伐。

使用要求：手有一定握力，有一定平衡能力。

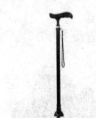
单脚手杖

2）三脚手杖

适用人群：下肢功能轻度障碍者，更适用于平衡能力欠佳而使用单脚手杖不安全者。

该手杖与地面有3个接触点，能提供更好的支持和稳定，尤其适用于不平路面。

使用要求：手有一定的握力，有一定平衡能力。

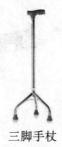

三脚手杖

3）带座手杖

适用人群：下肢功能轻度障碍者，平衡能力欠佳、体弱者。

使用要求：手有一定握力，有一定平衡能力，坐姿平衡感要较好。

带座手杖

2.肘拐（杖）

适用人群：下肢功能中、轻度障碍，双侧下肢无力或不协调，双上肢无使用手杖的足够力量，肘关节伸展力弱者。

使用要求：手有一定握力，前臂具有一定的支撑能力。

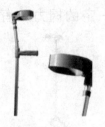

肘拐（杖）

3.前臂支撑肘拐

适用人群：下肢功能中度障碍，单侧或双侧下肢无力且手、腕不能承重，而前臂能支撑辅助行走者。

使用要求：前臂具有支撑能力。

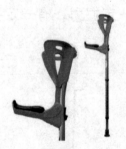

前臂支撑肘拐

4.腋拐

适用人群：下肢严重功能障碍、支撑能力较差者，为了保证使用拐杖后能步行，上肢和躯干必须要有一定程度的肌力。

使用要求：腋拐是一种利用上臂、前臂和手共同支撑的单臂操作助行用具，使用者可根据自身情况选择合适的高度和把手位置。

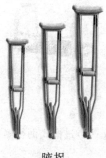

腋拐

双臂操作步行辅助用具有以下6种。

1. 框式助行器

1）普通框式助行器

普通框式助行器为框架结构，4个支脚，有固定式和折叠式两种，具有很高的稳定性。

适用人群：上肢具有提握功能的下肢功能障碍者。其主要用于上肢功能健全、下肢平衡能力较差的步行困难者。

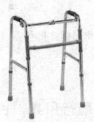

普通框式助行器

2）交叉步进框式助行器

行进的速度比普通框式助行器快，稳定性稍差。

适用人群：上肢肌力稍差但有一定平衡能力者。

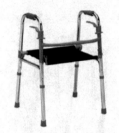
交叉步进框式助行器

3）助起框式助行器

呈阶梯形，有助起扶手和支撑扶手。

适用人群：站起困难者，使用者可借助助起扶手实现从坐位到站位。

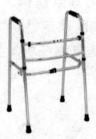
助起框式助行器

2. 轮式助行器

装有轮子和手柄的助行用具，包括两轮式、三轮式和四轮式助行器，并装有座椅、储物筐等辅助装置。

适用人群：适用于老年人，辅助下肢功能轻度障碍或平衡能力较差者，双手支撑辅助步行，能保持连续步态。

1）两轮式助行器

适用于上肢肌力差、提起助行器行走困难者。

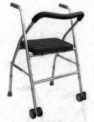

两轮式助行器

2）三轮式助行器

装有手闸，前轮为万向轮，转弯和移动灵活，但稳定性差。

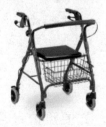

三轮式助行器

3）四轮式助行器

适宜室外使用，其稳定性较低，具有良好平衡能力者才能使用。适用于老年人辅助行走以及方便购物。

四轮式助行器

3.坐式助行器

辅助双下肢功能中、重度障碍且平衡能力较差者，双手支撑辅助站立和步行，并可随时坐下休息。

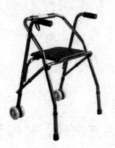

坐式助行器

4.台式助行器

其支撑面积大，稳定性好，易于推动。辅助双下肢功能、中重度障碍及上肢功能轻度障碍且平衡能力较　差者。

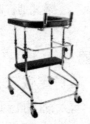

台式助行器

5.移位辅助器

1）辅助腰带

用于辅助站立行走，方便照护者帮助患者站立，防止跌倒。

辅助腰带

2）电动移位机

用于危重症患者的位置转移，以减少患者在转移过程中受到伤害，包括过床移动等。

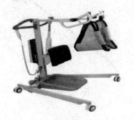

电动移位机

6.轮椅

为行走或移动困难者提供轮式移动和座椅支撑的设备。适用于步行运动功能丧失，步行效率差，安全令人担忧，心肺功能衰竭，意识不清但有坐姿或运送、移动的需求时。分为手动轮椅、电动轮椅（三轮车轮椅）。

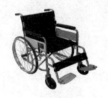

手动轮椅

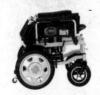

电动轮椅

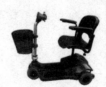

三轮车轮椅

（四）自我辅助类用具

适用范围：行动不便老人、半失能老人。

功能：日常生活辅助，协助老人独立完成动作。

1.日常辅助用具

1）拾物器

适用人群：长期使用轮椅等行动不方便的患者。

功能：夹取较远的物品。

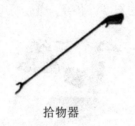

拾物器

2）自动取药盒

适用人群：老年人。

功能：7天的定量设计，自动1周性循环，小巧便携。

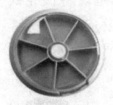

自动取药盒

2.辅助起身器

适用人群：卧床老人。

功能：辅助老人起身或进行锻炼。

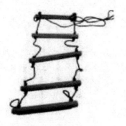

辅助起身器

3.进食类自助用具

防滑垫

进食辅助器

防滑餐筷

防滑碗

4.梳洗、修饰类辅助用具

1）长柄头梳

适用人群：肩关节活动受限者。

功能：辅助老人梳理头发。

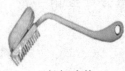

长柄头梳

2）洗浴凳

适用人群：年老体弱、下肢功能活动受限者。

功能：辅助老人洗浴，防止跌倒。

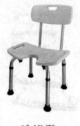

洗浴凳

3）卧床洗头器

适用人群：长期卧床、不能自行洗头者。

功能：辅助老人清洁头部。

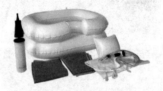

卧床洗头器

5.更衣、穿着类辅助用具

适用人群：上肢功能障碍患者。

功能：辅助老人穿衣、系扣。

穿衣辅助器

系扣辅助器

6.排尿、排便类自助用具

适用人群：肢体障碍患者及其他人士。

功能：辅助移动不便者如厕。

便盆　　　　　坐便器　　　　　坐便轮椅

7.沐浴类自助用具

适用人群：上肢功能障碍患者。

功能：辅助老人淋浴。

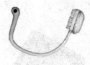

弯柄擦背刷

（五）沟通辅助类

1.助听器

适用人群：有听力障碍的老年人。

功能：改善听力，便于沟通。

助听器

2.助视器

适用人群：低视力患者。

功能：改善低视力患者活动能力。

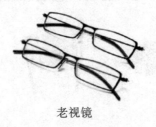

老视镜

3.电子助视器

适用人群：低视力患者。

功能：是一种电子视讯装置，将阅读的文件、图片、观察的物品等透过摄影镜头，将影像传送到屏幕上供使用者浏览。

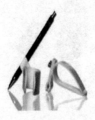

电子助视器

4.握笔辅助器

适用人群：抓握困难者、上肢精细运动障碍患者。

功能：辅助握笔，保持书写。

握笔辅助器

（六）智能化辅助类

1.防走失手环

适用人群：老年人。

功能：老人防走失定位；心率、血压监测；一键求救防跌倒：当老人遇到危险或突发紧急情况时，例如跌倒、身体不适，只需长按电源5秒，就可以主动拨打家人电话；吃药提醒：通过手机应用软件设置，提醒准时吃药；语音监护：远程单向听取手表周围声音，随时聆听老人生活中的声音，了解其实时动态；电子围栏保护：当老人走出设置的安全范围，会发出实时提醒到家人的手机上。

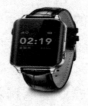

防走失手环

2.智能提醒药盒

适用人群：老年人。

功能：服药提醒。

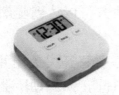

智能提醒药盒

二、辅助用具的清洁和维护

失能老人因高龄，且兼具不同程度的慢性疾病和身体缺陷，需要借助一些辅助用具维持正常的日常活动。这些辅助用具成为老年人日常生活的必需品，几乎每日都要使用，对这些辅助用具每日进行必要的清洁和维护，不仅能延长辅助用具的使用寿命，降低生活成本，还能提高用具的安全性及准确性。

（一）怎样进行助听器的清洁和维护？

1.助听器的清洁

在进行清洁时，最好在铺有软布或毛巾的桌面上进行，以避免不必要的损坏或丢失零部件。在清洁助听器时，一定要用专业的毛刷将堆积在助听器耳道口周围、音量调节旋钮及电池仓处的耳垢或其他微小颗粒刷除，然后用软布轻轻擦拭助听器。千万不要使用溶剂、清洁液或者油剂清洁助听器。如果助听器受潮，不要使用烤箱、微波炉或者电吹风等干燥工具，这样容易损坏助听器，正确方法是取出受潮的电池，打开助听器电池门，将助听器放在毛巾上存放在安全的地方，以达到驱潮的目的。

2.助听器的保存

当助听器不用时，要将开关关闭并且打开电池门，这样可以延长电池使用时间，如果助听器未关闭，它会发出"吱吱"的声音，可能引起儿童或宠物的注意，进而引发不必要的损坏。如果较长时间不用助听器，应将它放入专用的口袋中并且存放在阴凉、干燥处。

3.维修

当打开助听器时，它会发出"吱吱"的声音，尤其是在拿出或放入助听器时容易出现这种情况。当移开手或反射物时，"吱吱"声应该停止，如果出现持续的"吱吱"声，应该咨询专业助听器选配人员。

（二）怎样进行助行器的清洁和维护？

1.手杖

（1）初次使用手杖时，将手杖调整到适合自己的高度，锁紧调节螺母或固定好定位插销。

（2）经常用软布擦拭手杖，保持其清洁，不得磕碰，以免影响外观。

（3）手杖的脚垫容易损坏，建议在家中配备几个以便损坏时及时更换。

（4）手杖的握柄部分不宜太小，否则对老人的手关节不利且不易把握。如果老人手心容易出汗，避免使用塑料的握柄，软木或乳胶质的手杖最好抓握。

2.协步椅

（1）使用前将手把调节到适合自己的高度。

（2）检查手把有没有松脱、毛刺，谨防松脱及毛刺刺破手掌而影响安全使用。

（3）检查防滑脚垫是否坚固平稳，如若磨损应及时更换，在斜滑的路面上要特别小心。

3.轮椅

（1）保持车身清洁且放于干燥通风处，防止配件锈蚀。

（2）使用轮椅前，应检查各螺栓是否松动，若有松动要及时紧固。正常使用中，每3个月进行1次检查，确保所有部件良好，检查轮椅上各种固定螺母（特别是后轮轴的固定螺母），如发现松动需及时调整、紧固。

（3）定期检查轮胎使用状况，及时检查维修活动和转动结构的灵活性，定期加注少量润滑油。

（4）如被雨淋湿，沾上泥水，注意及时清洗擦拭泥水，并涂上防锈蜡，以免轮椅生锈。

（5）轮胎保持气压充足，不能与油、酸性物质接触，以防腐蚀轮胎。

（6）轮椅车座架的连接螺栓为松连接，严禁旋紧。

（7）如使用电动轮椅，要养成用了即充电的习惯，使电池电量保持满格，禁止亏电存放，以免影响电动轮椅的使用寿命。闲置的电动轮椅也要养成定期充电的习惯，使电池长期处于"吃饱状态"。

（文 黄红艳）

（图 李媛媛）

结束语　科学照护失能老年人

老年人随着年龄的增长，身体功能逐渐衰退，会面临各种各样的老年期变化和慢性疾病的折磨。科学的照护能发挥老年人的日常生活能力，提高老年人的生活质量，维持其最佳功能状态，维护老年人的尊严，保证老年人舒适地生活。

1.学一点护理知识

常言道"三分治疗，七分护理"，科学的护理能有效地减轻痛苦，促进健康，加速身体康复。对于老年人身体功能的退化和失能状态，采取高端先进的医疗技术和药物作用都是有限的，长期护理是必不可少的，因此，掌握科学的护理方法，有益于老年人，有益于家庭。

2.增强老年人自我照顾能力

老年人的自我照顾能力是一个自然的退化过程，善于运用老年人自身资源，给予其适当的协助、有目的地锻炼，可以减缓老年人身体功能的退化进程，获得最大可能的独立，维护老年人的尊严。

3.以整体的观点个性化照护

人是一个整体，而每位老人都是独立的个体。老化和失能是全身性的、多方面的、复杂的过程，要以整体的观点全面关注老年人和老年人所处的环境、心理、社会、文化、精神等多方面的需要，同时也要因人施护，给予老年人不同的、个性化的照护，满足其需求，便于其身体舒适；促进实现老年人在生理、心理和社会适应方面的更完好状态，提高老年人的生活质量。

关爱老年人，关爱失能老年人，从学习掌握科学照护知识开始。